「ゆっくり動く」と人生がすべてうまくいく

副交感神経アップで
体の不調、ストレスが消える！

小林弘幸
順天堂大学医学部教授

PHP

はじめに――一瞬で人生を変える「いちばんシンプルな方法」――

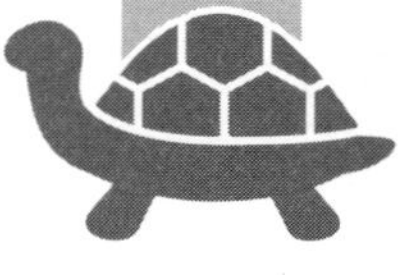

今、私が医師として、「一瞬で人生を変える鍵《かぎ》は何ですか？」と訊かれたら、それはずばり「ゆっくり」だとお答えします。

話す、歩く、食べる……そういうさまざまな動作のペースを落として、「ゆっくり」と動くことを意識するだけで、本当に、**一瞬で、人生が良い方向にどんどん変わり始めます。**

体が健康になり、精神は安らかになり、仕事や勉強、家事や育児のパフォーマンスも上がります。

人間関係がよくなり、周りに好影響を与えられるようにもなります。

つまり、「ゆっくり」を意識するだけで、人生のさまざまなことが「うまくいく」ようになるのです。

こうお話しすると、多くの方は「信じられない」とおっしゃるかもしれません。しかし、これは私がここ十数年進めてきた自律神経の研究で明らかになってきたことなのです。

そして、その驚くべき効果を、順天堂大学の「便秘外来」をはじめ、さまざまな臨床の現場で日々再確認しています。また、私が担当させていただいているトップアスリートやアーティストのコンディショニング指導においても、「ゆっくり」は着実に成果を上げています。「先生のおかげでパフォーマンスが向上しました」という彼らの言葉が、その何よりの証拠でしょう。

では、それはなぜなのでしょうか。どうして「ゆっくり」を意識するだけで、心身が健康になり、パフォーマンスが向上するのでしょうか。

その理由とメカニズムを、本書ではどなたにもご理解いただけるように、詳しく丁寧に、述べていきたいと思います。

と同時に、これまで多くのトップアスリートやアーティストに指導してきた、日常生活の中で**「ゆっくり」を実践&継続していくためのコツ**も、惜しみなくご紹介していきます。

それらを始めるのに、**お金も時間も、特別な器具も、いっさい必要ありません。**どなたでも、意識をひとつ変えるだけで、今からすぐに始められることばかりです。

「ゆっくり」の効果をひとりでも多くの方に知っていただき、さらに、それを実践していただくことによって、今の日本を少しでも元気にしたい――。

本書は、そんな思いを込めて二〇一二年に出版した『「ゆっくり動く」と人生が変わる』（PHP文庫）に図を加え再編集したものです。ポイントがひと目でわかるように工夫しましたので、短時間でスラスラ読み進めることができると思います。

本書は読者の方々の人生を変える一冊になる。

私は本気でそう思っています。

なぜなら、順天堂大学での自律神経の研究で得た知見はもちろん、これまでの人生の中で痛い失敗体験を通してつかんできたことなど、今の私の持てるものを総動員したからです。


新幹線で東京駅から新大阪駅まで行く、その二時間半の間に読み通すことができ、しかも、読み終わったときには「まったく新しい自分」に変われた気がする。そして、新大阪駅のホームに降り立ったとき、人生のすべてがプラスの方向に開けていく予感でワクワクし、希望と元気が湧いてくる――。

本書がみなさんにとってそうした一冊となれば、それに勝る喜びはありません。

順天堂大学医学部教授　小林弘幸

「ゆっくり動く」と人生がすべてうまくいく

目次

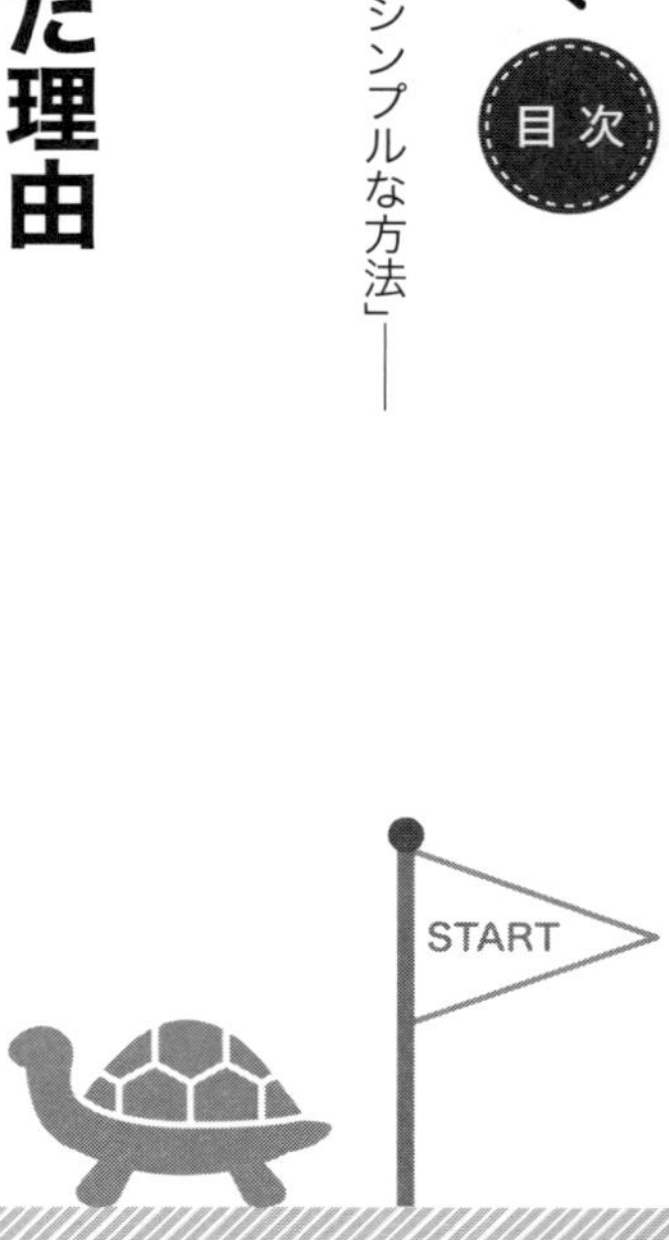

第2章 まずは「ゆっくり話す」ことから始めよう

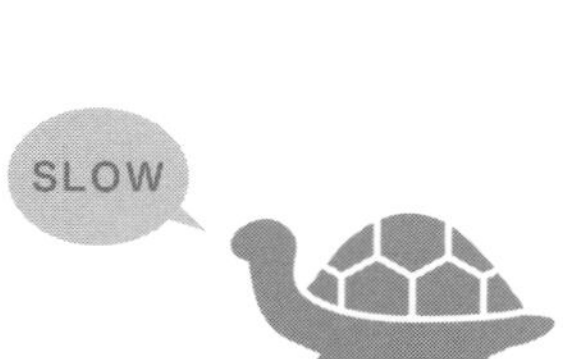

第3章

「ゆっくり」をさまざまな場面に広げていこう

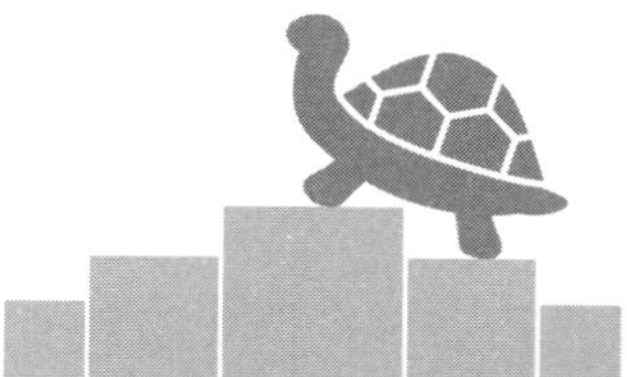

第4章

「ゆっくり」を続けていくための生活習慣

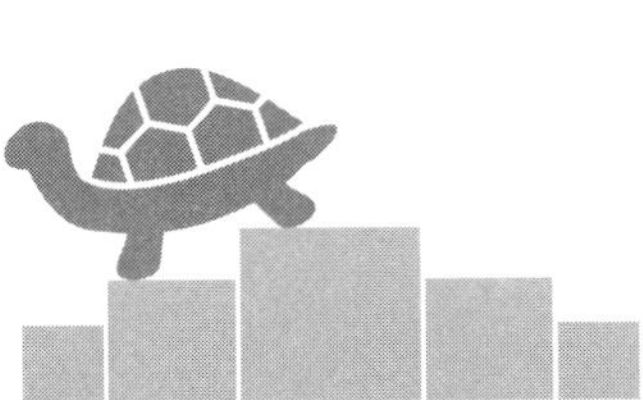

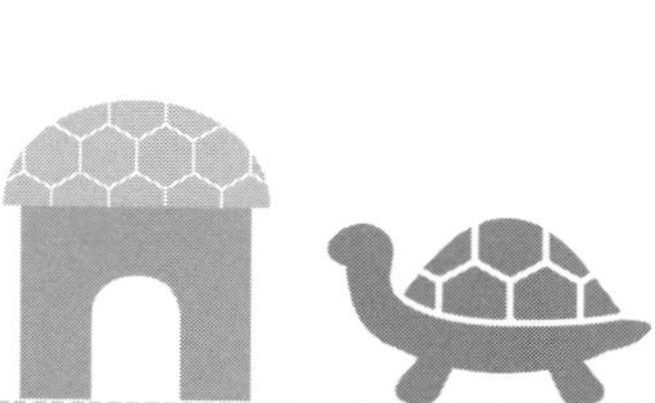

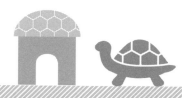

第5章

「ゆっくり」は自分も周りも幸せにする

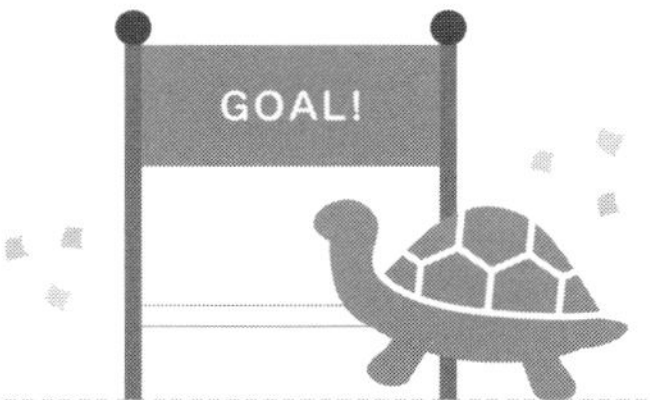

●装　　丁 ―― 片岡忠彦
●編集協力 ―― 藤原理加
●カバー写真 ―― 吉田和本
●171,188,189頁イラスト ― 安ヶ平正哉
●本文デザイン ― 茨木純人
●図版制作 ―― 株式会社ワード
●本文写真 ―― 株式会社フォトライブラリー　ほか

序章

私が「ゆっくり」を意識するようになった理由

かつての私は「ゆっくり」とは正反対の人間だった

私のことを昔から知っている人がこの本を読んだら、きっと驚くでしょう。なぜなら、かつての私は「ゆっくり」とは正反対の人間だったからです。

その証拠に、小さいころの通信簿にはいつも「せっかちで落ち着きがない」と書かれていましたし、医師になってからも、周りの人を押しのけんばかりの勢いでバタバタと働き続けていました。

そんな私が大きく変わったのは、三十代前半でイギリスに留学したときです。五年間の留学中、私は外科医の先輩としてもボス（上司）としても尊敬できる、すばらしい教授たちと出会うことができました。

彼らの下で働いていて印象的だったのは、場の空気を一瞬で変えてしまうようなオーラを持った超一流の教授ほど、すべての動きが「ゆっくり、落ち着いている」ということです。

その優雅な身のこなしは、今でも目に焼き付いています。

たとえば、診察室でカルテを書いているときの姿、教授室で論文に取り組んでいる

イギリス留学で驚いたこと

オーラを持った超一流の教授ほど

- すべての動きが「ゆっくり落ち着いている」
- ゆっくりなのに「質」「量」ともに高いレベルの仕事をしている
- どんな緊迫した場面でも、決してバタバタしないときの姿、患者を安心させる穏やかな話し方、手術中の落ちついた手さばき、ランチやディナーに出かけるときの上着の着方、紅茶の飲み方……。

普段はもちろん、どんな緊迫した場面でも、彼らは声を荒らげたりバタバタしたりすることは決してありませんでした。

さらに驚いたのは、いつも、ゆったり、おだやかな口調と物腰を保ちながら、彼らが質的にも量的にもきわめて高いレベルの仕事を成し遂げていたことです。つまり、**「ゆっくり、なのに早い」**のです。なぜそんなことが可能なのか。当時の私には「謎」というほかありませんでした。

ただ、彼らと接するうちに、「本当に仕事ができる人というのは、決してバタバタしていないんだ」「**人を魅了するオーラというのは、ゆっくりとした人からしか出ないものなんだ**」といったことはわかりました。

このとき、「超せっかちな自分を改めなければ」と猛省したのはいうまでもありません。

なぜ、人には好不調の波があるのか？

イギリス留学から帰国した私は、その後、「自律神経」の研究に取り組むことにしました。

自律神経については第1章で詳しく解説しますが、ひと言でいえば、**「私たちの生命活動を二十四時間三百六十五日休みなく支え続けてくれているもの」**です。私たちが眠っているときでも心臓はちゃんと動いているように、人間の内臓や血管というのは、特別に意識しなくても自律的に働いてくれています。それは、この自律神経の働きのおかげなのです。

私はもともと、外科のなかでも腸管や肝臓を専門としていましたので、それらの臓器をコントロールしている自律神経というものを一度しっかりと研究してみたい、と思っていました。ただ、自律神経に注目したのはそれだけが理由ではありません。

私は長年次のような疑問を持っていました。

「なぜ、人には好不調の波があるのだろうか？　スポーツで、それまで調子のよかった選手が一瞬にして調子を崩してしまったり、逆に、ずっとスランプだった選手が急に本来の調子を取り戻したりするのはなぜだろうか？」

あるとき、こうした疑問を解く鍵が自律神経にあるのではないか、つまり、**「スポーツ選手の好不調と自律神経の間には何か関係があるのではないだろうか」**という仮説が私の中に生まれたのです。

こうして自律神経の研究を始めたわけですが、当時、その重要度のわりに自律神経の本格的な研究というのはあまりされていませんでした。その原因のひとつは、自律神経の働きを計測することが簡単ではなかったからです。

それが近年、誰もが目に見える数値として測定できる機械が開発され、自律神経に関する研究が飛躍的に進めやすくなりました。ちなみに順天堂大学の私の研究チームでは、二十四時間、それこそお風呂に入っているときでも手軽に計測可能な装置を開発しており、すでに多くの方のデータを収集しています。

こうしてさまざまな実験を進めていくうちに、私の仮説どおり、自律神経の働きが私たちの健康や好不調に大きく関係していることが明らかになってきました。さらに、その**自律神経の働きをよい方向にコントロールしていく鍵はさまざまな動作を「ゆっくり」行うことにある、**ということもわかってきたのです。

イギリス留学時代の「ゆっくり、早い」という謎もようやく解けました。教授たちのゆっくりとした優雅な動きこそが、自律神経によい影響を与え、高いパフォーマンスを安定して生み出す源だったのです。

「ゆっくり」はお金も時間もかからない最高の健康法

私は今も大学病院の臨床医として勤務するかたわら、自律神経の研究を続けています。

さらに最近では、トップアスリートやミュージシャンなどのコンディショニングやパフォーマンス向上のお手伝いもするようになりました。彼らは、「緊張する場面で自分の力を発揮して結果を出すこと」が求められている人たちですが、その指導を通しても、「ゆっくり」の持つプラス効果を実感しています。

こうした研究や活動の原点は、イギリス留学時代に接した恩師たちの姿にあります。今も、いろいろな場面で、落ち着いていて、頼もしく、優雅でゆっくりとした彼らの背中を思い出します。そんな彼らの記憶が、つねに私の心を真っ白な、謙虚な気持ちに戻してくれるのです。

そして、それは私に限ったことではありません。みなさんも、これまでのご自分の人生をちょっと振り返ってみてください。そうすればきっと、「ゆっくり」のよさが見えてくるはずです。これまで、仕事でも人間関係でもスポーツでも勉強でも、焦ってバタバタ動いて、何かいいことがありましたか？

その答えは、おそらくＮＯだと思います。

むしろ、大きな失敗や体の不調を招いていたはずです。

かつての私がそうであったように、「ゆっくり」を意識することが、そんなにも、心と体の健康、および人生の成功までをも左右するとは考えもせず、何かあるごとに焦ってバタバタ動いて、不健康と失敗を繰り返していたのではないでしょうか。

私は、本書で、心身の健康とよりよい人生を手にするための「奥義」を、しっかり、はっきりとご紹介したいと思っています。

しかも、それは先にも述べたとおり、本当にシンプルで、老若男女、誰もがいつでもどこでも、今日からすぐにできることばかりです。

「ゆっくり」を意識する、その意識ひとつで、時間もお金もかけずに、今この瞬間から、よりよい自分に、人生にシフトチェンジできる。まさに、「『ゆっくり』を意識すれば、人生はすべてうまくいく！」なのです。

前置きがずいぶん長くなってしまいました。

次の第1章ではまず、「ゆっくり動く」となぜ自律神経のバランスがよくなるのか、そのメカニズムを医学的な観点から解説していきましょう。

第1章

なぜ、「ゆっくり動く」といいか？

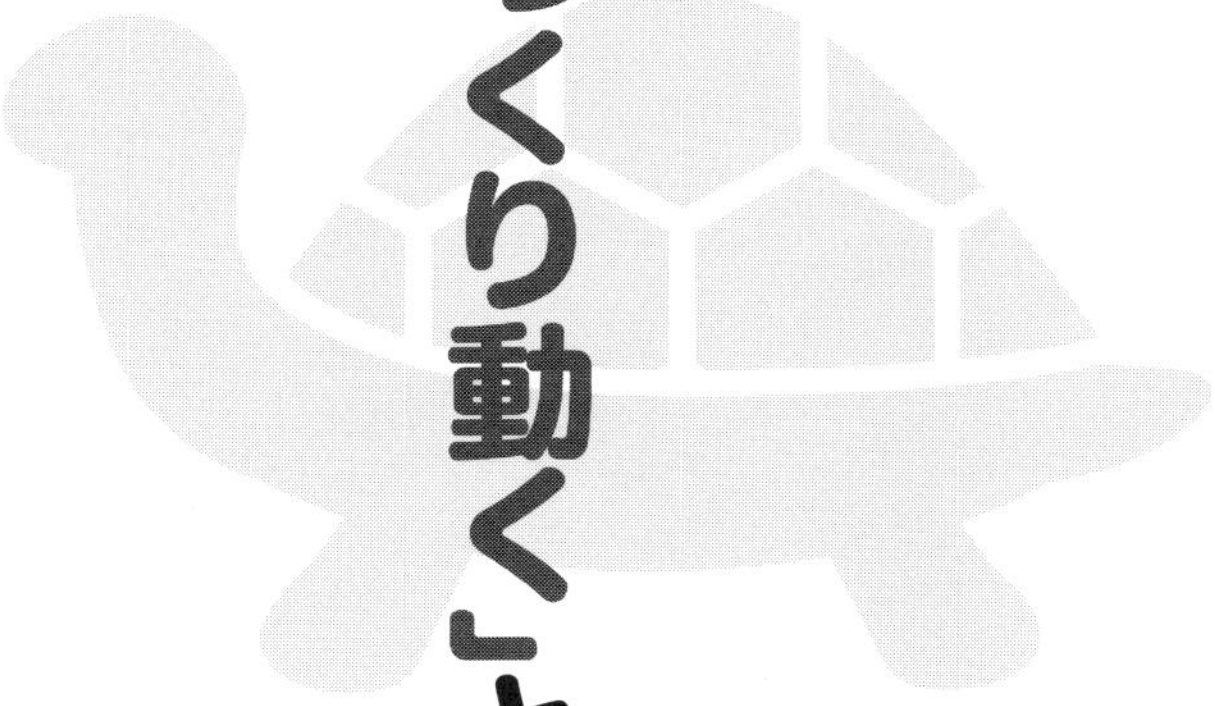

「ゆっくり動く」と、健康になる

「自律神経のバランスの乱れ」は万病の元

私はここ十年、自律神経の研究に力を注いできました。

その結果、自律神経の働きが、心身の健康においても、またパフォーマンスの向上においても、きわめて重要な鍵であることが、はっきりわかってきました。

ただ、読者のみなさんの中には、自律神経についてまだよくご存じない方もおられるかもしれません。そこで、ここではまず自律神経について、簡単にご説明したいと思います。

自律神経とは、ひと言でいえば、内臓器官のすべて、とりわけ血管をコントロールしている神経です。また、人間の生命活動に欠かせない「呼吸」も、じつは自律神経がコントロールしています。

ですから、自律神経とは、私たち人間の生命活動の根幹＝ライフラインを支えているもの、といっても過言ではないのです。

さらに詳しくお話ししますと、自律神経は、**「交感神経」**と**「副交感神経」**という二種類の神経から構成されています。

交感神経は、車にたとえればアクセルです。この働きが上がると、体はぐんとアクティブな状態になります。血管はきゅっと収縮し、血圧が上昇し、気分も高揚、いわゆる「いけいけ」の活動的な、アグレッシブな方向に向かいます。

一方、副交感神経は、車にたとえればブレーキです。ですから、副交感神経の働きが上がると、体はどんどんリラックス＝弛緩《しかん》の状態になります。血管は適度な状態でゆるみ、血圧は低下し、気分も穏やかに、ゆったり冷静に落ち着いた方向に向かいます。

車の運転でも、アクセルとブレーキのバランスがうまくとれていることが大切なように、自律神経も、「交感神経」と「副交感神経」、どちらか一方の働きに偏ると、よくありません。

理想的なのは、**交感神経と副交感神経がともに高いレベルで活動し、なおかつ両方**

のバランスがとれている状態です。こうしたとき、人間の体はもっともよい状態で機能します。

自らのパフォーマンスを最大限に発揮するトップアスリートやミュージシャン、「神の手」を持つといわれる名医なども、調べるとこのバランスになっています。

つまり、自分の心と体を最もよい状態で働かせ、人生のすべてをうまくいかせようとするならば、「交感神経と副交感神経の両方を高いレベルで安定させる＝自律神経のバランスを整える」ことが、何より大切なのです。

そして、ほかでもない、その大切な自律神経のバランスを整える鍵こそが、すべての動作を「ゆっくり」行うこと、というわけなのです。

では、それはなぜなのでしょうか？

しかし、その種明かしは、少しだけお待ちください。

「ゆっくり動くと自律神経のバランスがよくなる」メカニズムをお話しする前に、もう少し、自律神経と健康の関係についてご説明したいと思います。

ポイント

「自律神経」のバランスをとることが、心身の健康にとって大切

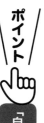

自律神経

交感神経
＝
緊張・興奮の神経

車でいうとアクセル。
これが高まると、血管が収縮し、
心拍数・血圧ともに上昇。
体は緊張・興奮モードに入る。

副交感神経
＝
リラックスの神経

車でいうとブレーキ。
これが高まると、血管が拡張し、
心拍数・血圧ともに下降。
体はリラックスモードに入る。

↓

理想のバランスは　1：1

……… **ところが** ………

現代人の多くは、
このバランスが崩れている！

↓

便秘、頭痛、更年期障害……
さまざまな「不調」の原因に

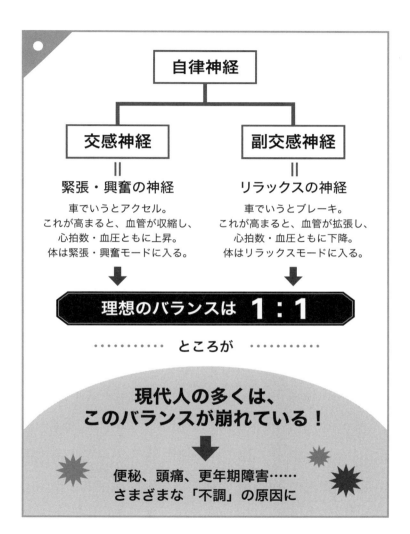

細胞のすみずみにまで、きれいな血液を流すために

私たち医師はよく、**「真の健康とは、何ですか？」**と訊かれます。

その質問に対して私はいつも、「細胞のすみずみにまで、質のいいきれいな血液を流すことです」とお答えします。

なぜなら、細胞のすみずみにまで質のいいきれいな血液が流れるようになれば、すべての臓器の機能がよくなるからです。

そして、そうなると、当然、体調はよくなります。

たとえば、腸の動きもよくなるので、便秘も改善します。

また、肝臓の機能も格段によくなるので、体の中から活力がわいてきて、疲れにくくなります。

さらに、肝臓と血液は、肌や髪や爪の美しさにダイレクトに影響しますので、肌のくすみやたるみ、髪や爪のぱさつきなども改善し、いつまでも若々しい容姿を手にすることができます。

また、もちろん脳も臓器のひとつですので、脳の働きもよくなります。

つまり、細胞のすみずみまで質のいいきれいな血液を流すことは、「健やかに、美

真の健康とは、何か？

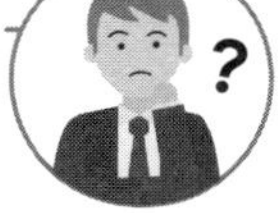

「真の健康」

＝

［細胞のすみずみにまで、
質のいいきれいな血液を流すこと］

↓ すると

すべての臓器の
機能がよくなる

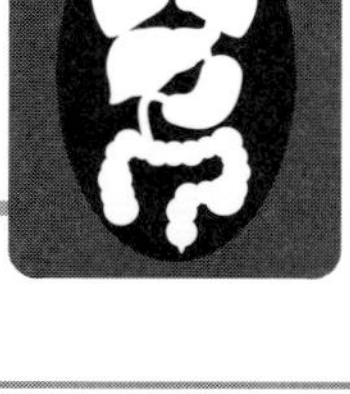

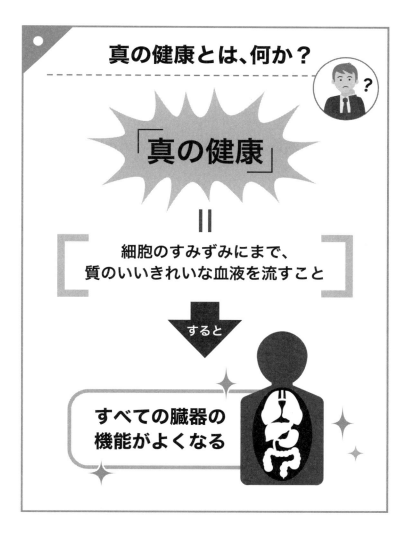

しく、聡明に」生きる鍵なのです。

そして何を隠そう、先ほどから申し上げている「自律神経のバランスを整える」ここそが、細胞のすみずみにまで質のいい血液を流すための鍵なのです。

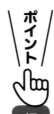

ポイント

細胞のすみずみにまで質のいい血液を流すことが、健康に生きる鍵

現代日本人は、「交感神経優位」の人が圧倒的多数

ところが、現代日本に生きる人たちを見ていると、自律神経のバランスが乱れた人ばかりです。なかでも、「副交感神経のレベルが低く、交感神経優位になっている人」が圧倒的多数です。

この「副交感神経の低下＝交感神経優位」がなぜよくないかというと、じつはこれこそが万病の元だからです。交感神経優位になると、血液の流れ（血流）が悪くなり、免疫力も体力も低下し、さまざまな病気にかかりやすい状態になってしまいます。もっとショッキングな言葉を使えば、血液がドロドロになり、臓器の働きも悪くなり、いわゆる成人病や生活習慣病をどんどん招いてしまうということなのです。

ただ、それはある意味仕方のないことだとも思います。自律神経のバランスにとってストレスは最大の敵なのですが、現代社会において、まったくストレスを感じずに生きるということは、きわめて難しいからです。

満員電車の中で人混みにもまれ、生き残り競争の中でしのぎを削り、あふれる情報に振り回され……。朝起きてから夜寝るまで、現代社会は「交感神経ばかりを刺激し、副交感神経の働きを下げる」要因に満ちています。

しかも、**副交感神経の働きは、男性で三十歳、女性で四十歳をめどにガクンと下がります**ので、ますます交感神経優位の人が増えてしまうのです。

たとえば私自身も三十歳を過ぎた頃、急激な体力の衰えを感じました。学生時代にラグビーをしていたこともあり、体力にはそうとう自信があったはずなのに、病院の当直が急にきつくなったのです。二十代の頃は三日三晩寝なくても平気だったのが、三十代に入ると、たった一晩でもしんどいのです。

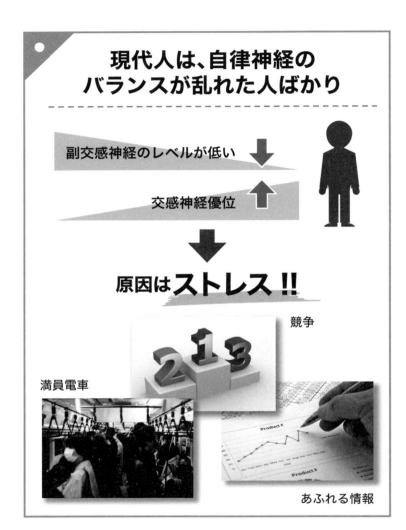

現代人は、自律神経のバランスが乱れた人ばかり

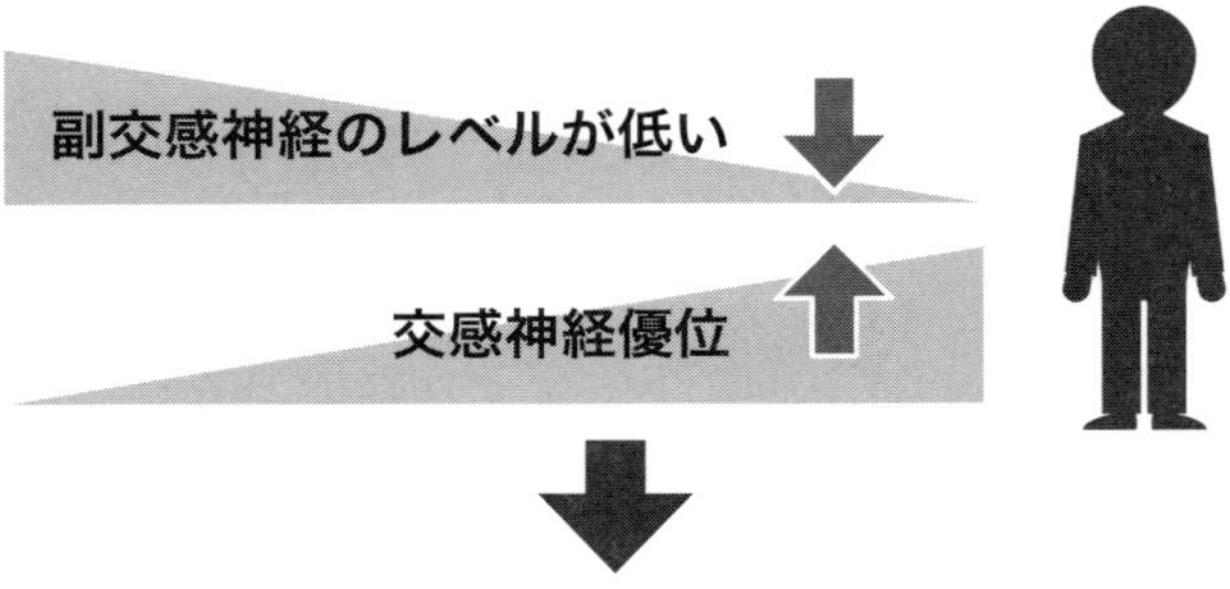

原因はストレス!!

競争

満員電車

あふれる情報

当時はまだ自律神経と体力の変化の関係についてわかっていませんでしたので、単純に「これが年をとるということなのかな」と、ひそかにがっかりしたものですが、今ははっきりと、「その体力の衰えは、私が男性で三十歳をめどに副交感神経の働きが下がったためだ」と断言できるのです。

女性でいえば、更年期障害の症状が四十歳を過ぎた頃にいちばん多く現れるというのも、四十歳をめどに副交感神経の働きがガクンと下がり、それまで整っていた自律神経のバランスが乱れ、ホルモンのバランスが乱れたことが要因だと言えるのです。

ポイント

現代人の多くは、自律神経のバランスを崩しているので注意が必要

「副交感神経の働きを高める」と、健康になる

ですから現代においては、「副交感神経の働きを高めること」こそが、もっとも根

本的かつ、最高の健康法と言えると思います。

とくに年齢を重ねれば重ねるほど、それが大切になります。

なぜなら、十代～二十代の若い頃は、ほうっておいても副交感神経の働きが高いからです。

若い頃は新しい変化にすばやく順応できたけれども、年をとるほど新しいものに出合ったり環境を変化させたりするのが、どんどんおっくうになる――。

これも、じつは副交感神経の働きが下がったことの影響です。

若い頃は、副交感神経の働きが高いですから、新しい出合いや変化がもたらすストレスによって一瞬、自律神経が乱れたとしても、すぐに副交感神経がリカバリーしてくれる。

けれども、男性は三十歳、女性は四十歳で、副交感神経の働きが下がりますので、ほうっておくと、自律神経が乱れたまま、なかなかリカバリーしてくれない。そして、そのままの、副交感神経が下がったまま＝交感神経が優位なままだと、血管が収縮し、血流が悪くなり、筋肉に血液が行かなくなるので、疲れやすくなる。脳の血流も悪くなるので、決断力や判断力も鈍くなる。それで、新しい変化に向かうのが面倒くさく感じたり、何かあると「疲れた」が口癖になったりしてしまうのです。

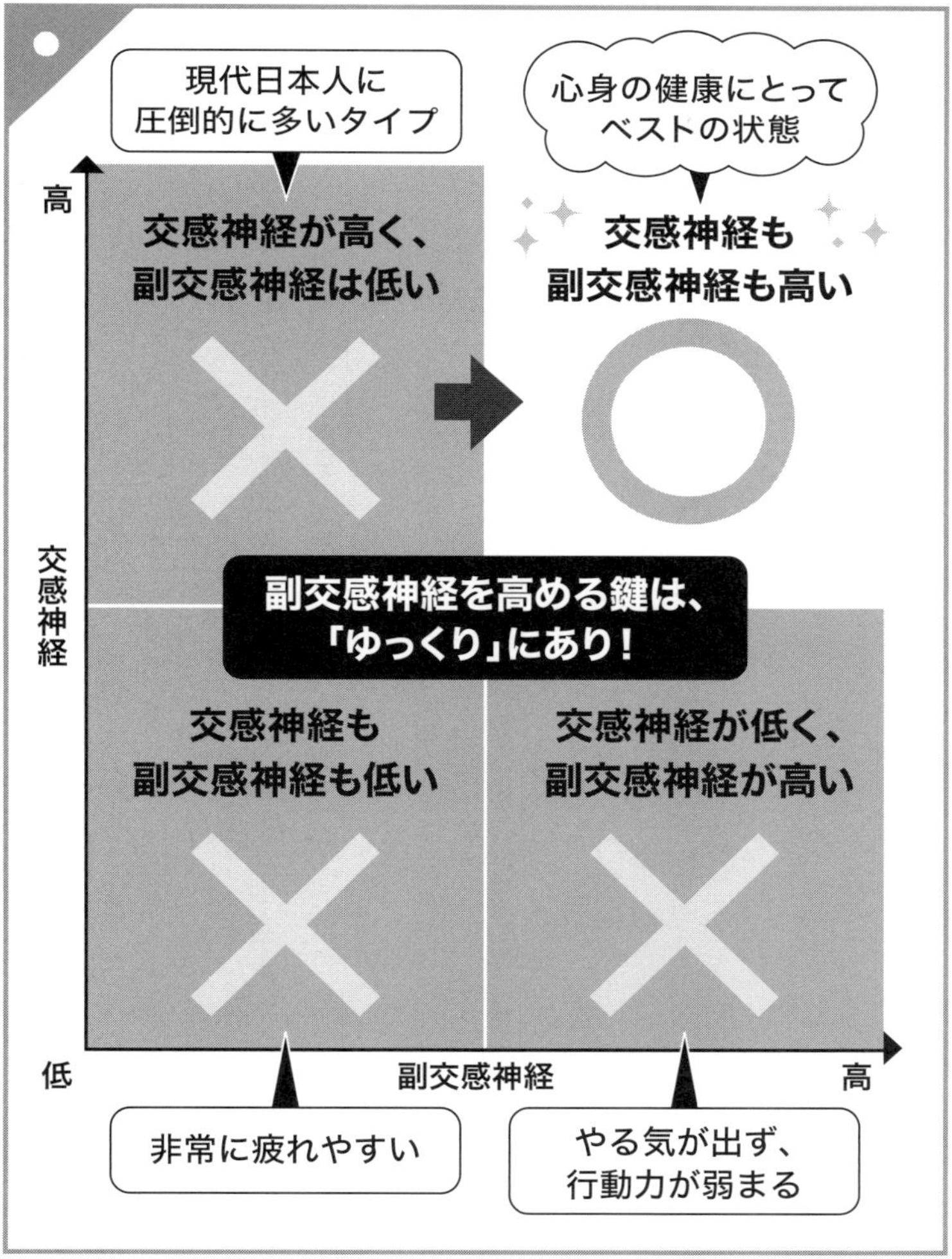

現代日本人に
圧倒的に多いタイプ
心身の健康にとって
ベストの状態
高
交感神経が高く、
副交感神経は低い
交感神経も
副交感神経も高い
交感神経
副交感神経を高める鍵は、
「ゆっくり」にあり！
交感神経も
副交感神経も低い
交感神経が低く、
副交感神経が高い
低
副交感神経
高
非常に疲れやすい
やる気が出ず、
行動力が弱まる

でも、安心してください。

これからはもう「年のせいだから」とあきらめなくていいのです。

なぜなら、副交感神経は、たとえいくつになっても、鮮やかなリカバリーショットを打つことができるからです。

そして、副交感神経の働きを高める＝自律神経のバランスを整える、その鍵こそが、本書のメインテーマである「ゆっくり」というわけなのです。

ポイント 副交感神経の働きを高めることが、最高の健康法

「ゆっくり動くと健康になる」医学的メカニズム

では、なぜ「ゆっくり」を意識することが、それほど自律神経のバランスにとって重要なことなのでしょうか。

それは、ずばり、さまざまな動作を「ゆっくり」行うようにすると、「呼吸」が自

然とゆっくり深いものに変わるからです。

自律神経のバランスを整える上では、「呼吸」というものがきわめて重要なポイントとなってきます。なぜなら、自律神経のバランスと呼吸はまさにダイレクトにつながっているからです。

浅く速い呼吸は、交感神経の働きを高めます。すると、瞬間的なやる気やアグレッシブな気分は高まりますが、それが長く続くと、血管が収縮し、血流が悪くなり、結果、心も体もいいパフォーマンスができにくくなります。

逆に、ゆっくり深い呼吸は、副交感神経の働きを高めてくれます。すると、それまで収縮していた血管がゆるみ、質のいい血液が、体のすみずみまで流れるようになります。さらに、心も体もいきいきとよみがえり、継続的に自分のパフォーマンスもよくすることができます。

ですから、もしもストレスや加齢によって自律神経のバランスが乱れ、それによって心身に不調が出てしまっているとするならば、何よりも、「ゆっくり深い呼吸」が欠かせないということなのです。

健康増進のために「ゆっくり深い呼吸」が大事というのは、いまや目新しい話ではないかもしれません。実際、腹式呼吸や丹田呼吸など、「呼吸法」に関する情報が巷《ちまた》にはあふれています。

「ゆっくり深い呼吸が大切なのはわかった。でも、別に動作を『ゆっくり』にしなくても、呼吸自体を『ゆっくり』にすればそれでいいのでは？」と思われた方もいるでしょう。

しかし、腹式呼吸や丹田呼吸法を実践できている人というのは、非常に少ないのではないでしょうか。また、人間の体というのは微妙なもので、「呼吸をこうしなければいけない」と意識した瞬間に、それ自体がストレスとなって、かえって自律神経のバランスが乱れてしまうことが多いのです。

つまり、私たちに必要なのは、**「とくに呼吸を意識しなくても、いつのまにか呼吸がゆっくり深くなっているような方法」**です。

そして、そのために誰もがいつでもどこでも手軽に実践できる最高の方法が、「ゆっくり動く」なのです。

人間は、せかせかと動いている最中は、呼吸が浅くても意外と平気です。ところが、

自律神経のバランスを整えるには、「呼吸」が大事

浅く速い呼吸 ➡ **交感神経の働きを高める**

ゆっくり深い呼吸 ➡ **副交感神経の働きを高める**

そこで

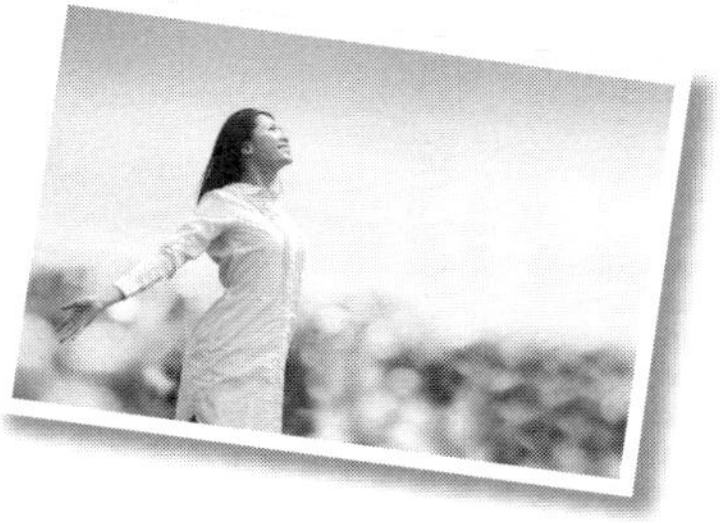

「ゆっくり深い呼吸」を自然と実践するために大切なのが

“ゆっくり動く”こと

ゆっくり動き始めた瞬間に、何もやることがなくなるからか、自然とゆっくりと深い呼吸をし始めるのです。つまり、

◎さまざまな動作を「ゆっくり」行う

⬅

◎「自然と」呼吸がゆっくり深くなる

⬅

◎副交感神経の働きが高まり、自律神経のバランスが整う

⬅

◎血流がよくなり、体のすみずみにまで質のいい血液が流れる

⬅

◎健康になる

これこそがじつは、先ほどの種明かし。「ゆっくり動くと自律神経のバランスがよくなる」医学的なメカニズムなのです。

ポイント

自律神経のバランスを整える上では、「呼吸」が大事なポイント

↙「ゆっくり動く」と、肩こり・偏頭痛・便秘も改善する

ゆっくり動くと、自然に呼吸がゆっくり深くなり、副交感神経の働きが高まり、自律神経のバランスが整います。そうすると、血流がよくなり、細胞のすみずみにまで質のいい血液が行きわたるようになります。

ですから、「ゆっくり動く」を実践するだけで、偏頭痛や肩こりが改善してしまうことも少なくないのです。なぜなら、偏頭痛や肩こりというのは、そのほとんどの原因が「血流の滞《とどこお》り」、言い方を変えれば、「今、血流がかなり滞っていますよ」という体からの訴え＝シグナルだからです。

偏頭痛や肩こりでお悩みの方には、ぜひ、「ゆっくり動く」こと＝副交感神経の働きを上げて血流をよくすることを、おすすめしたいのです。

ちなみに、「肩こりでマッサージに行ったら、そのマッサージ屋さんに着いた途端に、不思議と肩こりが軽くなっていた」というような話を聞きますが、それも、副交感神経と肩こりの因果関係を知っていれば、まったく不思議なことではありません。

マッサージ店に着いた途端に、ほっと安心する。その「ほっと」した気持ちが呼吸をゆっくり深いものにし、副交感神経の働きを高めた結果、血流がよくなり、肩こりが改善したということだからです。

また、意外かもしれませんが、**便秘も、「ゆっくり動く」ことで改善できます。**

腸は副交感神経とダイレクトにつながっています。そして、ストレスなどで副交感神経の働きが下がると、途端にその動きが悪くなってしまいます。

ですから、ストレスを感じやすい人は、便秘や下痢になりやすいのです。

逆に、私が担当している「便秘外来」で「初診を受けた直後にもう便秘が治ってしまった」という方が多いのは、「便秘外来」を受けたというその安心感がストレスを軽減し、副交感神経の働きが上がり、それで腸の働きがよくなったという面もあるのです。

もちろん、ヨーグルトや納豆などの発酵食品をとったり、バナナなどのフルーツや野菜など食物繊維の多いものをとったりなど、食事のとり方を改善して腸内環境をよくすることも大切ですが、便秘の解消には副交感神経の働きを上げることも不可欠なのです。

そして、そのためには、やはり「ゆっくり動く」ことです。

「ゆっくり動く」ことで、自然に呼吸がゆっくりになる。そうすると、不規則な生活や睡眠不足、ストレスなどで低下していた副交感神経の働きが高まり、腸管の動きも健やかに活発になるのです。

ポイント

「ゆっくり動く」と体にいい影響が出ていることを実感できる

自分の自律神経を一度計測してみよう

序章でも述べたとおり、自律神経は、機械で、目に見える数値として計測できます。

さらに私たちの研究チームは最近、二十四時間計測可能な機械も開発しました。その機械は胸につけるだけの非常にシンプルなもので、それをつけたままお風呂にも入れます。

ある有名ＩＴ企業の経営者の方は、いち早くその機械にトライして、自分の自律神経のバランスがどんなときに乱れ、どんなときに安定するかということをきちんと数字で把握し、そこから、自身のさらなる健康とパフォーマンス向上に取り組まれています。ほかに、アスリートやアーティストでも、計測にトライする方が増えてきています。

また以前、ある女性誌の企画で、東京から軽井沢の温泉まで行く一泊二日の旅行中の自律神経の動きを、その機械によって計測するという実験をやったのですが、なかなか興味深い結果になりました。

東京にいる間はやはり、仕事などのいろいろなストレスから呼吸が乱れ、副交感神経の数値が低かった人が、軽井沢の温泉で一泊した帰りには、その数値が非常によくなっていたという結果になったのです。

そして、それはなぜかというと、軽井沢の森の中をゆっくり歩いたり、ゆっくり温泉に浸かったりする中で、呼吸が自然とゆっくりになったから――。

ですから、よくいわれるリラクセーションも、ゆっくり動くことで、より効果を高めることができるのです。

ゆっくり動くことで、いかに呼吸が安定し、自律神経が安定して、血流がよくなり、心も体もいきいきと健康になるか。それを知るためにも、実際に一度、機械で測定をされるのもおすすめです。

ポイント

機械で測定すると、効果を数値で実感できる

「ゆっくり動く」と、スランプ知らずになれる

スランプのときほど、動きがバタバタしている

「ゆっくり」のプラス効果は健康増進にとどまりません。

「ここぞ、というときに自分の能力をフルに発揮できたらいいのにな」

「好調なときの自分をいつもキープできたらどんなにいいだろう」

そんなふうに思ったことは誰しもあるでしょう。

もしあなたが「ゆっくり」を実践したら、それが現実のものとなります。たんに体が健康になるだけでなく、**人生のパフォーマンスが向上し、いつも「最高の自分」で生きられる**ようにもなるのです。

人間というのは、心身ともに**調子のいいときは、知らないうちに、自然にゆっくり動けている**ものです。そして、そんなときの呼吸は、もちろん理想的な、自然に深い呼吸

になっていますし、副交感神経の働きも上がり、自律神経も高いレベルで整っています。

当然、体のすみずみにまで血液が行きわたりますので、五感は冴え、結果、ますます心身の調子がよくなっていきます。それが、いわゆるいいバイオリズム、プラスのスパイラルにのった状態なのです。

逆に、何かで非常なストレスがかかったり、生活のリズムが乱れたりして調子が悪くなると、途端にゆっくり動けなくなってしまいます。そして、そんなときの呼吸は、浅く速くなっていますので、結果、自律神経が乱れ、血流が滞り、ますます心身の調子は悪くなってしまいます。これが、いわゆる悪いバイオリズム、あるいはマイナスのスパイラルに入った状態＝スランプの状態なのです。

たとえば、野球のバッターだったら、ウェイティングサークルに入るまでの動き、あるいは、バッターボックスに入るまでの動き、さらにはスパイクの履き方も、何かバタバタしている。そういうときは、打つ前から、「あ、今日は打てないな」とわかりますし、必ずといっていいほどやっぱり打てないものです。

また、ゴルファーでも、ラウンドでの歩き方がバタバタしていると、打つ前から、「あ、これはダメだな」と、わかったりします。

そういうふうに、人は、調子の悪い状態、スランプのときほど、ゆっくり動けなくなるものなのです。

「何事も根を詰めるとかえってよくない」と言いますが、それは、まさしくこうした悪い状態を的確に表現しているのです。なぜなら、調子が悪く、バタバタ動いて、根を詰めているときは、呼吸が止まっています。そうすると、副交感神経の働きがガクンと下がり、体のすみずみまで血流が行かなくなりますので、いくらがんばっても、思ったような成果が得られなくなるからです。

ポイント

自分が調子のいい時を覚えておこう。自然とゆっくり動けているはず

「今日は調子がイマイチだな」という朝に私がすること

でも、こうした状態を一瞬にして、リカバリーする方法があります。

それが、やはり「ゆっくり動く」ということ。

スポーツ選手に限らず、どんな人でも、調子が悪いときほど、とにかく一度、立ち止まること。それから、「ゆっくり動く」というのが、本当に、何よりも最高の**「スランプ脱出の特効薬」**なのです。

たとえば私も、朝、研究室に行って、「あ、今日は何だか調子が悪いな、何かイライラするな」と感じたら、いつも以上に意識して、ゆっくり丁寧に、デスクの上を片付けることにしています。論文を整理するのでも、椅子に姿勢よく座って、丁寧に整理する。ゴミを捨てるのでも、椅子からポイとゴミ箱に放り投げるのではなくて、立ち上がって、ゆっくり丁寧に捨てる——。

これらは些細《ささい》にも思えることですが、じつはこれが非常に重要なのです。一つひとつの何気ない行為を、何気なくではなく、「ゆっくり」を意識して行うこと。それによって、浅く速くなっていた呼吸を自然ないい呼吸に戻し、結果、悪くなった自律神経のバランス＝調子を、よいほうにリカバリーすることができるからです。

こうしたことを踏まえて、ぜひ一度、ご自身の調子の悪いときのことを思い出してみてください。きっと、気づかないうちに、一つひとつの動作が速く、粗雑に、乱暴になっていたはずです。それで、大事な書類を間違ってうっかり捨ててしまったり、財布を落としてしまったり、あるいは、些細なことで同僚と大喧嘩をしてしまったり、挙句の果てには机のカドに足をぶつけて骨折してしまったり——。きっと、そういう

「調子が悪い自分」を立て直す習慣をつくる

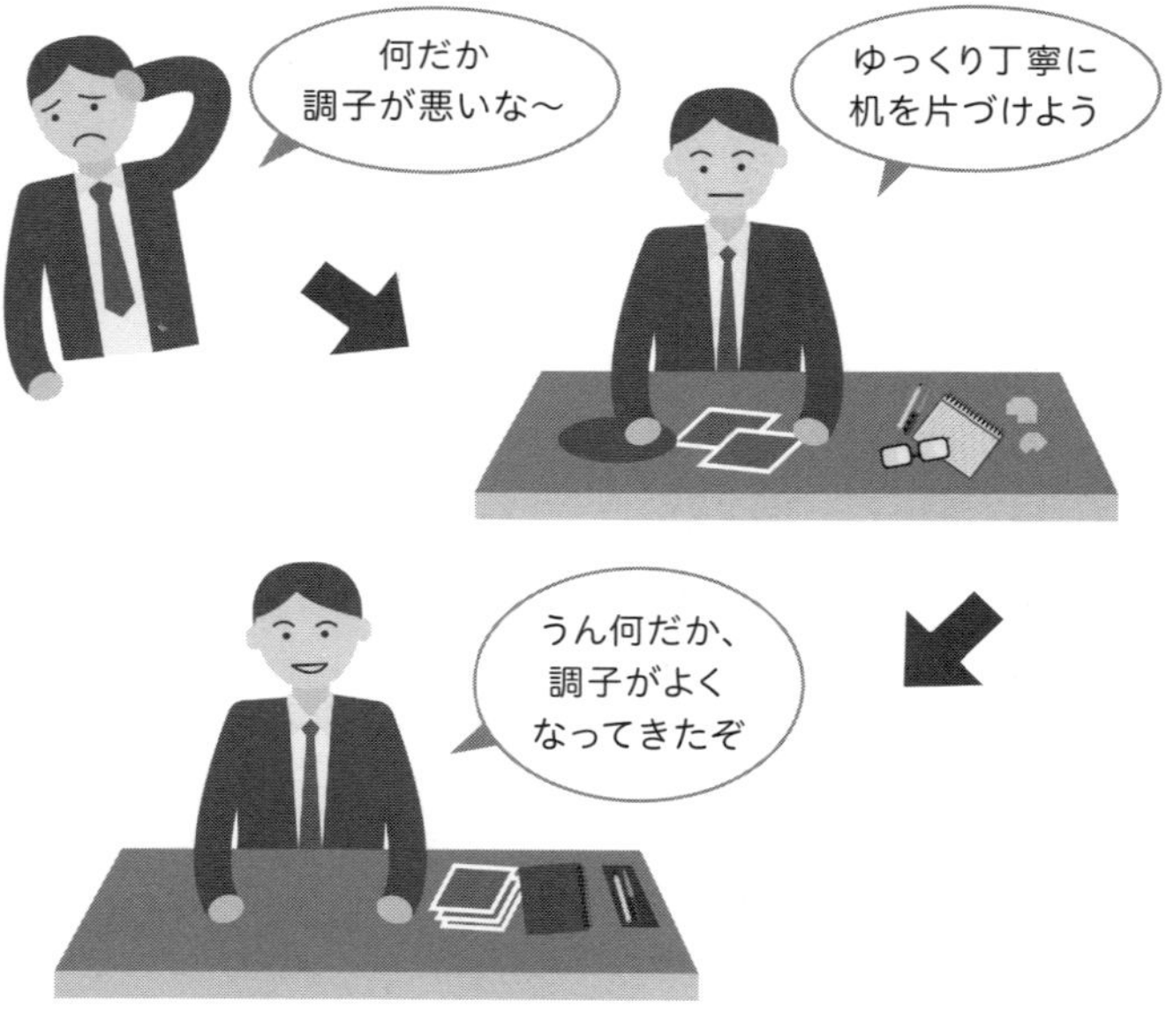
何だか
調子が悪いな～
ゆっくり丁寧に
机を片づけよう
うん何だか、
調子がよく
なってきたぞ

「ゆっくり」を意識して、呼吸を自然に戻す

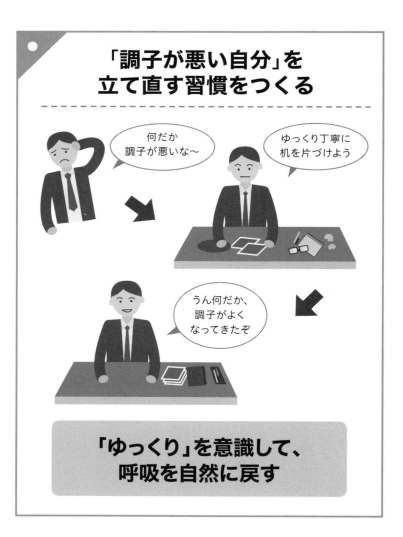

ことは、誰もが心当たりのあることだと思うのです。

スポーツ選手のスランプもそうですが、どんなに優秀な人でも調子が悪くなるときは、必ずあります。でも、そういうときでも、極力、致命的なミスをおかさず、なるべく早くスランプから抜け出すための最大の秘訣が、「調子の悪いときほど、ゆっくり動く」ということなのです。

スポーツ選手でも誰でも、最終的に、求めるところは同じです。誰もが行きつきたいところは、「人生のパフォーマンスを上げる」ということ。そして、そのための特効薬も、やはり「ゆっくり動く」ということなのです。

ポイント

自分に合ったスランプからのリカバリー法を持つ

ゴルフの「イップス」も自律神経に原因があった

スランプには自律神経の乱れが影響している。だから、ゆっくり動き、自律神経のバランスを整えることで、早くそこから抜け出せる――。

これについて具体的なエピソードをご紹介すると、あるプロゴルファーの「イップス」が、自律神経のバランスを整えることで一瞬で治った例がありました。

ゴルフをなさる方はご存じだと思いますが、ゴルフでいうところの「イップス」とは、ゴルフのクラブを持った瞬間、まったく体が動かなくなってしまうことです。プロゴルファーでも、まるで金縛りにでもあったように、パットやドライバーを持った手が動かせなくなる。それは、はたから見ていて、本当に信じられない光景です。

ある高名な女子プロゴルファーがこのイップスになり、ドライバーをまったく打てなくなったことがありました。アイアンのときは平気なのに、ドライバーを持った途端に、まるで動けなくなってしまうというのです。

試しに彼女の自律神経を計測してみると、やはり、そのドライバーを持ったときだけ、自律神経のバランスが大きく乱れていました。

ドライバーを持ったときだけ、自律神経のバランスが乱れる――。

その話を聞いて、いろいろな可能性を考えた結果、最終的に私は、彼女のドライバーの色に注目したのです。それまで彼女が使っていたドライバーはシャフトの色が赤だったのですが、それ以外の色のドライバーを何本か用意し、その場でゆっくり振ってもらったのです。

すると案の定、彼女のイップスは、ピタリと治まりました。

つまり、彼女の自律神経は、何らかのきっかけにより、「赤」という色に反応し、乱れるようになってしまっていた。だから、ゆっくり動き、さらにはその色を変えることで、一瞬で、イップスも治ってしまったというわけなのです。

そういうふうに、色というものも、自律神経には案外と影響します。

プロゴルファーのみならず、プロのスポーツ選手やトップアスリートというのは、精神的にも肉体的にも、非常に高いレベルで、ギリギリのところで、自らを調整して戦っています。ですからそのぶん、ちょっとしたことでガクンと崩れて、イップスのような状態にもなりかねない――。

でも、それも、何らかの方法で、乱れた自律神経のバランスを整えてあげることで、いち早く抜け出せるというわけなのです。

ポイント

「色」が自律神経の乱れの原因になることもある

↙スランプ知らずに見える選手の共通点とは？

このように、トップレベルで活躍するプロスポーツ選手でも、コンディションの波というのはあります。プロゴルファーであれば、「今日はパットが入らない気がしない」というような絶好調のときもあれば、「五〇センチのパットですら入る気がしない」というときもあるのです。

では、かつてのイチロー選手のような、コンスタントに成果を出し続け、スランプとは無縁に見える超一流選手は何が違うのでしょうか。

そういう選手というのはおそらく、スランプに陥りそうになったとき、それに気づくのがほかの選手より圧倒的に早いのです。

「あ、何かスランプになりそうだな」と察知する。それが早ければ早いほど、早く手を打つことができます。そうすると、そのスランプは当然短く済ますことができ、はたからはまるでスランプがないように見えるのです。

このことは、プロスポーツ選手ではないわれわれ一般人の人生においても、非常に参考になると思います。

調子が悪くなる＝自律神経のバランスが乱れる予感がしたら、それを早めに察知して、対処する。たとえば、忙しくて睡眠不足になりそうだとか、気を使う人との会食が続くとか、あるいはそういうことは何もないけれど、なぜか最近イライラしがちだとか……。

そういうときも、その不調＝スランプがますますひどくなる前に、普段以上に、「ゆっくり」を意識して、自律神経の安定を心がける。また、**水をこまめに飲むことも、副交感神経を上げるためには非常に有効**ですので、普段以上に、水をこまめに飲んで、副交感神経の働きを上げることに努める。

そういう早めの対処を心がけることで、不調から生じる失敗を、最小限にとどめることができるのです。

つまり、人生においてコンスタントに成果を出す秘訣もやはり、スポーツ選手と同じ。なるべく早く不調の予兆を察知すること。そして、不調になったら、「ゆっくり」を意識して、自律神経のバランスを安定させる対策を早めに講じることなのです。

ポイント

早めの対処が、不調を最小限にとどめてくれる

スポーツドクターとしての私の原点

スポーツ選手のパフォーマンスを向上させる鍵も、自律神経のバランスにある——。

そのことを私が最初に確信したのは、スポーツドクターを担当させていただいた慶應大学ラグビー部が、二〇〇七年に全国大学選手権で準優勝をはたしたときでした。

ちょうどその頃、自律神経を機械で計測できるようになり、その中で、「ゆっくり動く」ことがいかに副交感神経の働きを高め、自律神経のバランスを整えるかに気づいた私は、慶應大学ラグビー部の選手たちにも、「意識的に、ゆっくり動くこと」を指導したのです。

するとまず、選手たちの好不調の波が、非常に少なくなったのです。

「負けに不思議の負けなし」という言葉があるように、調子の悪いときは、調子の悪い理由が必ずあります。でも、その理由を明確にしなければ、いつまで経っても、なぜか不調になったり、好調になったり、その繰り返しです。これでは、いくら努力して練習しても、なかなか勝利には結びつきません。

でも、自律神経を計測することで、今、その選手たちの調子が悪いのは、副交感神経の働きが下がり、自律神経のバランスが乱れているからだとわかる。すると、今までグレーだった部分がグレーでなくなる。つまり、調子をよくするための改善ポイントが自律神経にあると、はっきりわかります。

そこで、乱れた自律神経のバランスを整えるために、「意識して、ゆっくり動くこと」を指導すると、本当に、調子の悪さから早く抜け出すことができ、よりよい練習とプレーができるようになったのです。

そして結果は、見事、準優勝に――。

そこから私は、ゆっくり動くこと＝呼吸を安定させることは、スポーツ選手のパフォーマンス向上にも大きく役立つと確信したのです。

ポイント

自律神経のバランスを整えると、好不調の波も小さくできる

オリンピック選手の好不調も、「ゆっくり」が鍵だった

二〇一二年に開催されたロンドン・オリンピック。その中で、オリンピック選手の

好不調も、やはり「ゆっくり」＝自律神経をいかに整えるかが鍵であると、再確認することができました。

たとえば、背泳ぎの入江陵介《りょうすけ》選手は、自律神経が非常に整っていると感心しました。じつは、入江選手はピアノも玄人はだしで、非常に上手いのですが、おそらく彼は、練習の気分転換にピアノを弾くことで、自分の自律神経を効果的に整えている。つまり、入江選手にとっての「ゆっくり」＝自律神経の安定は、ピアノを弾くということでも、磨かれていったのだと思います。

それが、レイコンマ何秒を競う、最後の勝負のところで生きてくる――。開会前の彼を見ていて、改めて、そう感じたのです。そして、結果は、みなさんご存じのとおりです。入江選手は、背泳ぎ二〇〇メートルで見事、銀メダルに輝きました。

どんなスポーツでもそうですが、四年に一度のオリンピックでは特に、「いかに本番に精神と肉体のピークを持ってくるか」が勝負だと言われます。誰が見ても金メダル確実といわれていた選手がよもやといわれる敗退を喫するのも、ピーク調整の失敗と、さらには本番での自律神経の乱れが原因なのです。

逆に言えば、本番に強いといわれる選手ほど、見事に自律神経のバランスが整っています。各国のメダリストたちの動きを見ていても、試合前の彼らの動きは、まさに

「ゆっくり」です。ゆっくり動き、ゆっくり話し、呼吸は自然に安定している――。だからこそ彼らは、本番で、本当に集中でき、最速、最高のパフォーマンスができたのです。

入江選手に限らず、たとえば男子体操個人総合で二十八年ぶりに金メダルを獲得した内村航平選手も、普段の話し方はもちろんですが、競技に入る前の動きも、非常にゆっくり落ち着いていました。さらに、男子体操の団体でも、最年少ながら終始落ち着いた演技で、チームの悪くなりかかっていた流れを救った加藤凌平《りょうへい》選手も、つねに淡々と、ゆっくり落ち着いて動いていました。

もし、またもう一度、オリンピックの映像をご覧になるようなことがあれば、ぜひ、その辺りにも注目していただければと思います。きっと、これまでとはまた違ったアスリートたちのすばらしさ、あるいは美しさや凄《すご》さが発見できると思います。

ポイント

結果を出すスポーツ選手の動きに注目！　ゆっくり落ち着いて動いているはず

↙「ゆっくり弾く」ことで演奏の質が向上したバイオリニスト

「ゆっくり動く」と、健康になるだけでなく、自分の力をフルに発揮できるようになる——。最近では、音楽の分野でもそれを再確認しています。

ある日、高名なバイオリニストの方が、「自分の演奏の質をさらによくしたい」と私のところに相談に来られました。

そこで私はまず、「ステージに立ってからバイオリンを構えて演奏を始めるまで、それらすべての動作をこれまでの六〇%の力で行うことを意識してください」とアドバイスしたのです。

なぜなら、普段の六〇%の力でやることを意識すると、自然に「ゆっくり動く」ようになる。つまり、呼吸がゆっくり深くなり、自律神経のバランスが高いレベルで安定し、確実にこれまでよりパフォーマンスの質が上がるからです。

ちなみに、そのバイオリニストの方だけでなく、ピアニストやギタリストの方たちにも同じアドバイスをしましたが、やはり同様の効果が出ています。ステージに立って、椅子に座って、鍵盤やギターの弦に手を置く。その一連の動作を、普段の六〇%

の力で行う＝「ゆっくり動く」ことを意識するだけで、パフォーマンスの質がみちがえるように向上するのです。

以前、そのことを東京交響楽団名誉客演指揮者の大友直人さんにお話しする機会があったのですが、やはり、「ゆっくりを意識して指揮をすると、全然違いますね」と、おっしゃっていました。

ポイント

普段の六〇％の力を意識すると、パフォーマンスを向上できる

プレゼンのときは、まず部屋の時計を探す

「ゆっくり」によってパフォーマンスが向上するのは、アスリートや音楽家といった肉体を使ったパフォーマンスをする人に限ったことではありません。みなさんの仕事やプライベートでも、きっとパフォーマンス向上効果があります。

たとえば、得意先で重要なプレゼンがあるとします。そういう人に私はよく、「部屋に入ったら、まずは時計を探してください。そして、時計があったら、その形や製造メーカー名を覚えてきてください」とアドバイスしています。

重要な会議になればなるほど、「コンピュータをどうしよう」とか、「ちゃんと接続しなければ」とか、さまざまな心配ごとに意識がいってしまいます。そうすると、そこからもう呼吸が止まり出します。下手をすれば、得意先のビルに入る前から、あるいは最寄駅を降りたところからもう呼吸が止まりがちになっています。

かといって、**「じゃあまずは深呼吸をして」と言うのは逆効果**です。

先ほども述べましたが、いくら「ゆっくり深い呼吸をしたほうが自律神経にいい」と言っても、その「ゆっくりした呼吸をしなければいけない」と思った時点で、それがストレスとなって、自律神経は安定しなくなってしまいます。

それよりも、たとえば部屋に入ったとき時計を探すという行為をすれば、まずいったん間を置くことができます。

さらに、「ああ、ここの時計は丸いんだ」とか、「ああ、どこどこのメーカー製なんだな」などと思っている間に、焦っていることへの集中がかなり弱まり、呼吸も自然

「ゆっくり」によって仕事もうまくいく

× 呼吸が乱れたままだと

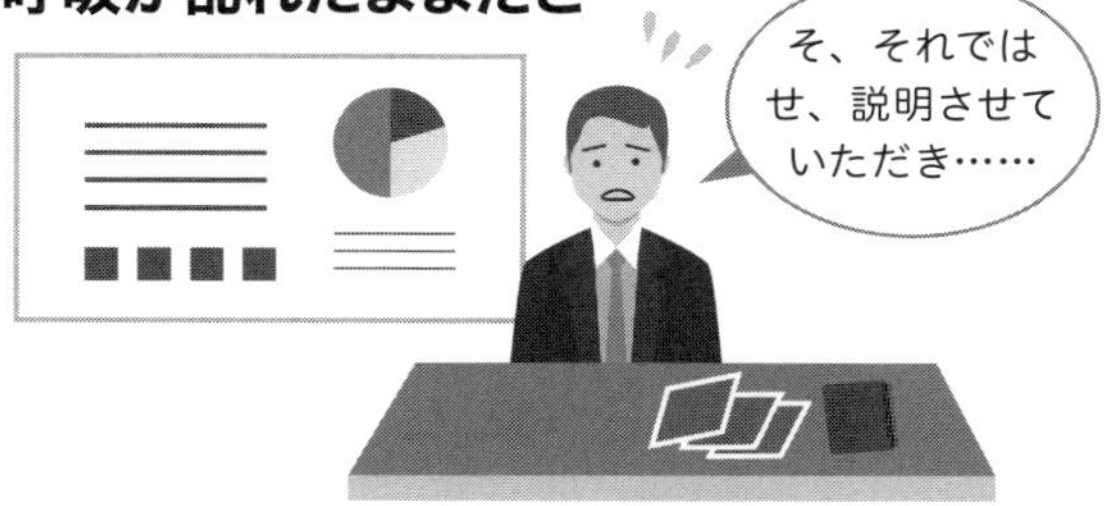
そ、それでは
せ、説明させて
いただき……

○ 呼吸を落ちつけられると

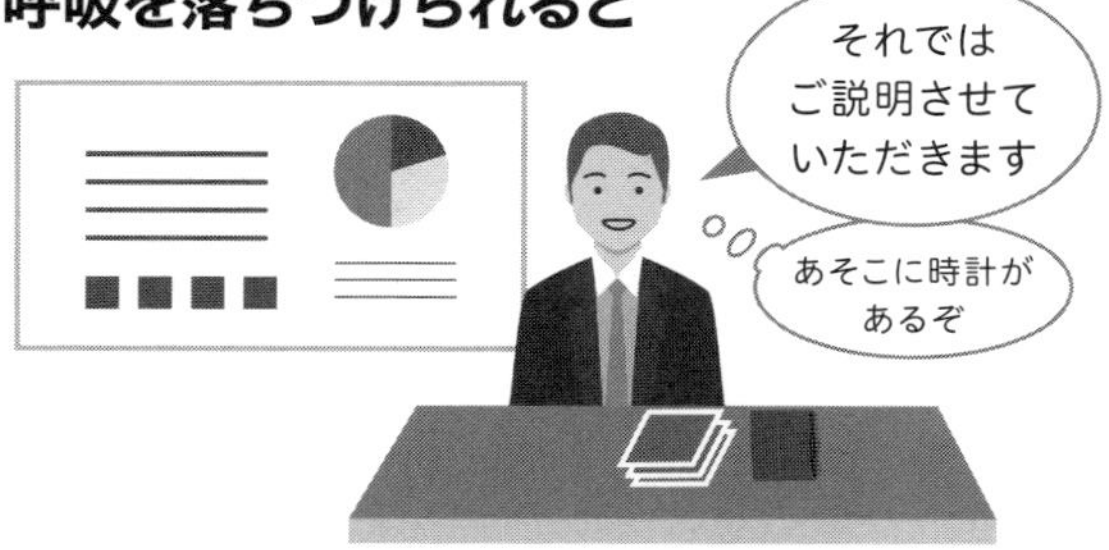
それでは
ご説明させて
いただきます
あそこに時計が
あるぞ

自然に「ゆっくり」動けるような方法をつくる

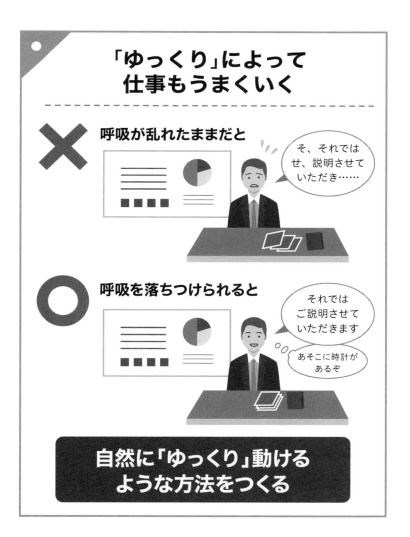

に落ち着いてくるのです。

このように、私はどんな人にも、自然に「ゆっくり」動けるようになり、ひいては自然に呼吸も深く「ゆっくり」になるような行為＝方法をアドバイスさせていただくのです。

それはプロスポーツ選手のコンディショニング指導のときも同じです。

たとえば、あるプロ野球のピッチャーには、**「マウンドに上がったら、まずレフトスタンドを見て観客がどのぐらいいるか確認してみてください」**と指導しました。見るのはレフトでもライトでもどちらでもいいのですが、右ピッチャーの場合ですと、レフトスタンドはライトよりも自然に振り返りやすいのです。

そして、レフトスタンドの観客を眺めながら、ロージンバッグなどに手をやっていると、いつの間にか、そこで自然な呼吸ができてくる。それから投げ始めるのと、マウンドに上がっていきなり投げ始めるのとでは、自律神経のバランスが大きく違うはずなのです。

つまりどんなときでも、気持ちを一瞬別のところに持っていき、自然にゆっくり動くリズムをつくり出すこと。最終的に狙いたいのは、深い自然な呼吸＝自律神経の高いレベルでの安定なのですが、そのためには、何よりそれがいちばんの近道なのです。

ポイント

緊張するシーンでは、気持ちを一瞬別のところに向ける。そうすれば、呼吸が自然に落ち着いてくる

「ゆっくり動く」と、心が強くなる

戦国武将が茶や能を好んだわけ

侘《わ》び寂《さ》びなどの日本の伝統的な文化も、「ゆっくり動く」ところから生まれてきたのではないか――。

以前、千利休にゆかりの深い京都のお寺、大徳寺でお茶をいただく機会があったのですが、そのときふと、私はそんなことを考えました。それは、日本の茶道や華道、また能や狂言などがすべて「ゆっくり」の動きからなっていることに気づいたのがきっかけでした。

織田信長をはじめとする戦国時代の武将たちがお茶や能を好んだのは、おそらくそれらのゆっくりとした動きが自律神経を安定させ、自分のパフォーマンスを上げるために非常に役立つということを、彼らが感覚的にわかっていたからではないかと思うのです。

戦国時代というのは、ある意味、現代以上に過酷な時代です。先が見えないどころではなく、いつ自分や自分の身内が殺されるかもわからない。そんな究極のストレスのなかで、自分の頭と心と体をもっとも整え、落ち着ける手段。それが、彼らにとってのお茶や能であったり、あるいは経を唱えたり、写経することだったのではないかと、私は推察するのです。

たとえば、**茶碗を三回、回す。あの手技も、心を落ち着けるのには、非常に有効な**ものだと私は思います。なぜなら、茶碗を「ゆっくり」三回、回している間に、自然に呼吸をする。そうすると、その人の自律神経は安定し、血液が細胞のすみずみにまで行きわたり、味覚も敏感になる。さらに、ゆっくり動くことで所作も優雅になるからです。

また、いい自律神経のバランスは周りにも伝染しますので、自律神経が整った人から茶碗を受け取ることで、次に飲む人も、それが伝染して、自律神経のバランスがよくなり､心が落ち着いてくる。ひいては､その茶室全体がいい気で満たされていく――。それが、私のような医学の人間から見た、日本の茶道の真髄です。そして、このことは機会がありましたらぜひ、その道の達人の方に意見をお聞きして、検証を深めたいと思っています。

いずれにせよ、日本の伝統的な文化は、究極のストレスの中でいかに自律神経のバランスを整えるかという点で、多くのヒントを与えてくれます、そして、その価値は、現代人の私たちが今あらためて見直すべきものだとも思います。

ポイント

日本の伝統文化には、自律神経のバランスを整えるヒント満載

昔からの行儀作法も、自律神経を整える効果がある

日本に限らず、西洋でも東洋でも、昔から伝えられている行儀作法は、自律神経的な見地からしても、非常に理にかなっているものが多いのです。

たとえば、ワインのテイスティングもそうです。ワイングラスをゆっくりと回し、色を確かめ、香りを嗅ぐ。あの一連の行為は、もちろん、「栓を開けたばかりのワイ

ンを空気に触れさせて化学反応を起こさせ、「ワインを開く」という目的もありますが、私からすれば、それも自律神経のバランスを整えてくれるものなのです。

ゆっくりとグラスを回し、さらにゆっくりと香りを嗅ぐ。その行為によって、自律神経のバランスが整い、細胞のすみずみにまで血液が行きわたる。その結果、五感の機能も上がり、ワインの味や香りもよりわかるようになるわけです。

逆に言えば、自律神経のバランスが乱れている状態では、五感の働きが鈍くなってしまっているので、どんなにすばらしい料理をいただいても、その味を十分に楽しむことはできません。

たとえば、徹夜明けとか、あるいは心身ともに非常な緊張感を強いられるような人との会食では、たとえ最高級のディナーをいただいても、無味無臭、まさに「砂を噛《か》んでいるような味」しかしない。それらはすべて、極度の寝不足や緊張で自律神経のバランスが乱れて全身の血流が滞り、その結果、五感の機能が著しく低下したことからくる、当然の肉体的反応なのです。

でもそんなときでも、決められた型にのっとり、ゆっくりを意識して動くことで、自然に呼吸が落ち着き、乱れた自律神経のバランスも整い、さらに、全身の血流がよくなることで五感の働きを回復させてくれる――。

それが、私から見た、昔からの行儀作法に隠された偉大な効果です。

そして、そう考えると、いわゆるテーブルマナーなどを含む行儀作法も、あながち堅苦しい窮屈なだけのものではないということが、わかってくるはずです。

私自身も自律神経の研究を始める前は、それらの行儀作法は「なんだか面倒臭いな」としょっちゅう思っていました。でも、「ゆっくり」を意識する視点で見ると、それらはまさに、どんなストレスにさらされたピンチのときにでも、自分の自律神経のバランスを整え、ひいては心身のパフォーマンスを高めてくれる先人の知恵の結晶であることが、わかってくるのです。

ポイント

行儀作法のなかには、偉大な効果が秘められている

日本文化の真髄も「ゆっくり」

自律神経の研究をすればするほど、日本文化の真髄は「ゆっくり」だということがわかり、私はそこに、あらためて深い感動を覚えます。

そして、いろいろな逆境や問題に見舞われている今こそ、もう一度日本文化の真髄＝「ゆっくり」に立ち戻るべきだと感じるのです。

街を歩いていて、うっかりぶつかった人に対して「すみません」「ごめんなさい」のひと言もいえない。乗り物やエレベーターに乗るときも、我先にと、人を押しのけて平然としている。いったい、いつから私たちは、こんなに「せかせか」した国民になってしまったのでしょうか——。

これはまた後の章でも詳しく述べますが、私がイギリスに留学中、たとえばレストランのドアを開けるときやエレベーターに乗るとき、大人も子供もことあるごとに笑顔で**「アフター・ユー（After you.＝お先にどうぞ）」**という言葉をかけてくれ、そのたびに本当に心が洗われるような気持ちになったものでした。それは日本の「せかせか文化」に染まり、交感神経ばかりが優位になっていた私の乱れた自律神経のバランスを整え、心をほっと落ち着かせてくれる魔法の言葉だったのです。

でも、歴史を振り返れば、日本人もかつては「アフター・ユー」の精神を誰よりも大切にしていたと思います。

たとえば戦後の高度成長期も、なぜあそこまで日本人が右肩上がりにバリバリ頑張れたのかといえば、やっぱり、日常の中のどこかに「ゆったり」「ゆっくり」という場面が残っていたからだと思うのです。

その時代を描いた『ALWAYS　三丁目の夕日』という映画を観てもみんな、貧しいながらも、どこかで、「ゆったり」「ゆっくり」した場面を持っています。たとえば、近所の人たちとの付き合い、会社の同僚との付き合い、さらには家族との食事の時間なども、やっぱり、なにかゆったりとした人との付き合い、触れ合い、そういうものが、ちゃんとあるのです。

そして、そんなゆったり、ゆっくりとした時間のなかで自然な呼吸が戻り、文字どおり、ほっと一息つけた。それによって、仕事などのストレスで乱れた自律神経が一気に回復でき、人生のパフォーマンスを上げることができた――。じつはそれが、日本が戦後の焼け野原からあそこまで高度成長できた、大きな要因だと私は思うのです。

ところが、バブルが始まったあたりから、そういう、ゆったり、ゆっくりとした場面が、日本の日常の中からどんどん失われていった。仕事が終わっても、携帯電話だ、テレビゲームだ、ネットゲームだと、みんなすぐそっちへ行ってしまう。その結果、近所付き合いはおろか、家族のだんらんの時間も失われていった。そして、みんなの自律神経のバランスが乱れたために、政治もおかしくなる、経済も不況になる、無差別殺人などの凶悪犯罪もどんどん起こる——というふうになってしまった。

つまり、日本文化の真髄である「ゆったり」「ゆっくり」の場面が失われたことが、今のさまざまな問題の根幹にあるのだと、私は思うのです。

ですから私は今こそ、茶道、華道、武道などの日本の伝統文化の本当の価値を見直し、日常の中においては、とにかく「ゆっくり」を意識することを、ぜひ、みなさんに提唱したいのです。

それは、肉体を健康に美しくし、自らの人生のパフォーマンスを最高に上げるだけでなく、私たちの次の世代に向けて、本当の意味で一人ひとりが自分らしく豊かに幸せに暮らせる社会の礎を築く鍵にもなると、私は思うからです。

ポイント

「お先にどうぞ」、このひと言で「ゆっくり」の精神を取り戻そう

「ゆっくり動く」と、人付き合いがうまくいく

所作を「ゆっくり」にすると、一瞬でエレガントになれる

以前、女性の美と健康に関する本を書いたこともあり、女性から「どうすればきれいになれますか？」と訊かれることも多くなりました。

そのご質問に対する答えも、やはり「ゆっくり動くこと」です。

なぜなら、男女問わず、美しく艶やかでエレガントな動きというものは、よくよく分析・検証してみると、すべて「ゆっくり動く」ことが基本になっているからです。

たとえば、俳優さんや女優さんたちでも、**華があるとかオーラがあると言われている人というのは、おしなべて、ゆっくり動いている**ことに気がつきます。

今、世界でもっとも女性に人気のある俳優のひとり、ジョニー・デップさんも、記者会見などを見ていると、人一倍、ゆっくり動き、ゆっくり話しています。

インタビュアーの質問にうなずくときも、やわらかな微笑をたたえながら、本当に驚くほど、ゆっくりと優雅にうなずいています。

また、映画『マーガレット・サッチャー 鉄の女の涙』でオスカーを受賞し、現代最高の名女優といわれているメリル・ストリープさんも、役を離れたときは、同じように、すべての動作がゆっくり、エレガントです。

そして、そういう人たちは表面的なものではない、内面から輝く艶やかさやオーラを持っています。

私はみなさんにもぜひ、そこを求めていただきたいと思うのです。表面的に若く見せるというのは、残念ながら、一過性のごまかしにすぎません。それよりも、ゆっくり動いて、内面からのエレガントさを身につける。

たとえば、コーヒーを飲むときでも、カップをとる手の動かし方をゆっくりにするだけで、一瞬でエレガントに見えるようになります。そしてこれは、まさに「意識」すれば誰でもできることなのです。

ポイント

「エレガント」「オーラ」「華」すべて「ゆっくり」が基本

「ゆっくり動く」と、人間関係のストレスも減る

どこかで「ゆっくり」という意識を持って人と接していると、人間関係においても「いいこと」がたくさん起きます。

よく、「じゃあ今度、食事でもしましょうよ」となんの気もなしに言う人がいます。しかし、それが現実になることはまずありません。たいていは口約束に終わり、「ああ、言葉の軽い人なんだな」という、あまりよくない印象とかすかな不信感だけが残ります。

一方、人間関係に「ゆっくり」の意識を持っている人は、そういうことはまずやりません。なぜなら、「ゆっくり」の人は、そこで、いったん立ち止まり、その約束が本当に守れるかどうか、冷静に落ち着いて考えるからです。

私自身も、「ゆっくり」の大事さを痛感するようになってから、特に、「できない口約束をしない」ということを注意するようになりました。

仕事上のお付き合いの人でも学生でも、**「今度、食事をしましょう」と言ったら、それをきちんと手帳にメモしておいて、必ずこちらから食事にお誘いします。**お互いのタイミングがなかなか合わず、半年後、一年後になってしまうこともありますが、

約束は絶対に守ります。

そういうふうにすると、自分自身も気持ちがよいし、その上、相手の方からも信頼していただけるようになる。ですから、当然、仕事でもプライベートでも、人間関係はどんどんよいほうに変わってくれました。

この話をすると、たいてい「えらいですね」と感心されるのですが、誰でもできることなのです。人との付き合い方で、ちょっと「ゆっくり」を意識するだけ。それだけで、どんな人でも、人間関係をよく変えることができるのです。

そして、これはぜひ、人の頼みが断れないで、結果、あまり相性のよくない人間関係にまでずるずる巻き込まれてしまう——というような人にも、意識していただければと思います。

なぜなら、そのような人は、せっかちではないのですが、逆に人が良すぎて、それで相手のペースに飲まれてしまうからです。

でも、そういう人でも、たとえば気の進まない人からの誘いを断るときに、ちょっと「ゆっくり」を意識すると、呼吸が整い、自律神経のバランスが安定します。そうすると、自分のペースが取り戻せ、相手のこともよく見えるようになり、これまでは焦って出なかった、うまい断りの言葉も、言えるようになります。

ですから、会社でも、ご近所付き合いでも、お人好しで、周りの悪いペースに巻き込まれやすい人ほど、「ゆっくり」を意識すること。そうすれば、きっと、その人の、人間関係のストレスは、どんどん軽減するはずです。

つまり、「ゆっくり」は、人間関係においてのリスク管理にも有効なのです。

ポイント

自分のペースを取り戻し、相手のことが見えるようになるので人間関係のストレスが軽減する

「ゆっくり動く」と、物事を早く処理できる

名医の手の動きは、まさに「ゆっくり、早く」

これまで、「ゆっくり動く」ということが、いかに肉体を健康にし、人生のすべてのパフォーマンスを上げてくれるかということを述べてきました。でも、「いつも時間に追われている今の時代、ゆっくりやっていられないことも多いんだけど……」と思われた読者もいるかもしれません。

しかし、人間の動きというものをよくよく分析してみると、**「ゆっくり」を意識したほうが、結果的には早く動ける**ことがほとんどなのです。それが、私のいうところの、「ゆっくり、早く」ということなのですが、少しわかりづらいかもしれませんので、私の専門である外科医の例で説明しましょう。

外科医の仕事は、私がいうのもなんですが過酷です。たとえば血管の縫合なら、ルーペを使いながら髪の毛よりも細いミクロンの世界の糸で、すばやく縫っていかなければなりません。

しかも、失敗は絶対許されません。患者さんの命を預かる手術の際には、どんな些細なミスも患者さんの命に直結しますから、「ケアレスミスだから仕方ない」ではすまされないのです。

そんな過酷な現場でもつねに冷静に最大限の能力を発揮できるのが、「神の手を持つ名医」と呼ばれるような人たちです。私の恩師もそのひとりでした。

そして、その恩師が手術中によく言っていたのが、「ゆっくり、早く」という言葉です。正確かつ迅速な処置が求められる外科手術中、私たち若手医師に向かってその恩師がよく言っていた「そこ、処置しておいて、ゆっくり早くだぞ」という言葉。しかし、当時の私には、その意味がよくわかりませんでした。

「ゆっくり」と「早く」という相矛盾する言葉のなかにこそ恩師が名医と言われる秘密があるのではないかという漠然とした予測はできたものの、その言葉の本当の意味は理解できなかったのです。

しかし、自律神経の研究を進めた今では、その「ゆっくり、早く」こそ、その人の最大限のパフォーマンスを引き出すキーワードであることが、はっきり確信できるのです。

たとえば、「神の手」を持つと言われる順天堂大学医学部の天野篤《あつし》教授（心臓血管外科）の動きも、まさしくそれです。

一見、ゆったり、ゆっくりしているようにも見えますが、その手の動きは流れるようで、淀《よど》みも無駄も一切ありません。どんな難しい局面においても、つねに一定のリズムで、自然な呼吸をしています。つまり、手術中の天野教授の自律神経は非常に高いレベルで安定し、細胞のすみずみにまで血液が行きわたり、自分のイメージしたとおりに指先が動き、なおかつ、自分だけでなく手術室にいる周りのすべての動きまで見えているのです。だから、ゆっくり動いているようで、どんどん物事が決まったとおりになめらかに進んでいくのです。

逆に、下手な人の手術というのは、一見しただけで、落ち着きがなくバタバタしています。手はいつも動いているのですが、無駄な動きが多く、物事がなかなか進まない。結果、「バタバタ、遅く」なってしまうのです。

そして、これは何も外科医に限ったことではありません。

仕事、家事、育児などなど、みなさんが、何事かにおいて最高の結果を最速で得た

「ゆっくり、早く」とは？

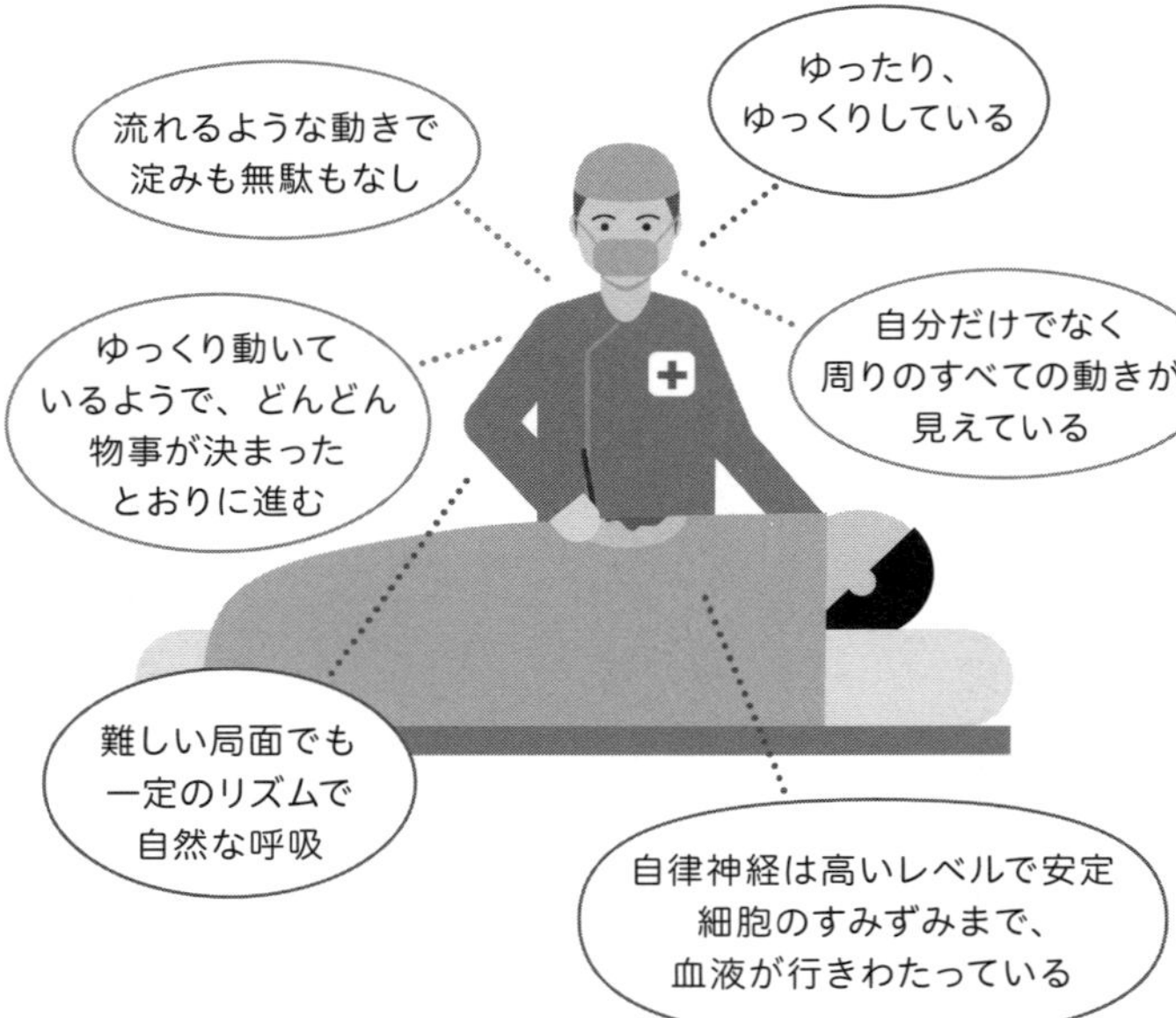

その人の

最大限のパフォーマンスを

引き出すキーワード

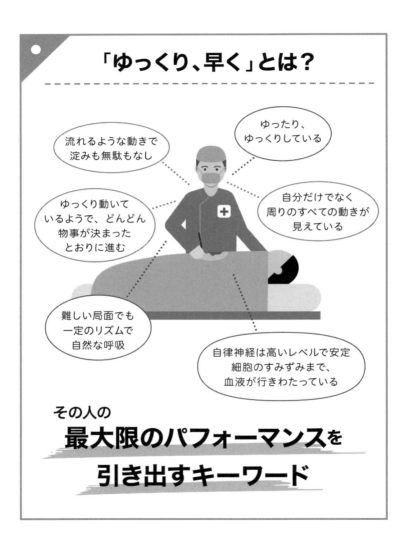

いのだとすれば、その秘訣は詰まるところ「ゆっくり、早く」に行きつきます。

スポーツでいえば、たとえば二〇一〇年のワールドカップと二〇一二年のユーロ（欧州選手権）で相次いで優勝し、当時、**世界最強といわれたサッカースペイン代表のパスワークも、まさに「ゆっくり、早く」**の典型だと思います。

スペインの選手はみんなとても落ち着いているのですが、ボールの動きは流れるようにはやく、しかもそれぞれの動きにムダがない。だから、対戦チームはなかなかボールを奪えないのです。

ポイント

「ゆっくり、早く」が最大限のパフォーマンスを引き出すキーワード

↙仕事も車の運転も、「ゆっくり」始めるのがポイント

「急《せ》いては事を仕損じる」という言葉があるように、急いでいるときほど、一瞬でもいいから、「ゆっくり」を意識して、それから動き始める。そうすると、呼吸が安定し、

より早く、よい結果を得ることができるようになるのです。

これは仕事でも同じです。

私自身の仕事でいえば、「学会発表用のスライドを急に五〇枚作らなければならなくなった。しかも短時間で」といったことがときどき起こります。

そんなときも、最初に「ああ、時間がない！」とバタバタ始めると、ずっとそのバタバタした流れになってしまいます。すると呼吸が浅くなり、自律神経のバランスが乱れ、集中がとぎれて気が散ってしまいますから、スライドを作っている最中も、他の仕事がどんどん気になってくる。そして、ますます「早く終わらせたい、早く終わらせたい」という焦った気持ちになり、結果的にスライドの完成度は低くなってしまう。さらに、ミスが多発するので、それを直すためにも余計に時間がかかってしまったりするのです。

一方、最初のスライドを作成するペースを、意識してどーんとゆっくり落としてやると、それからもずっと、いい流れをつくることができます。すると、呼吸が自然に落ち着き、集中力も高まりますから、結果的には最初の一枚をゆっくり丁寧に始めたほうが、ミスも少なく、ひいては焦ってやったときよりも質の高いスライドを早く作成できる、ということにもなるのです。

つまり、**完成度を要求される重要な仕事ほど、最初の入り方を「ゆっくり、丁寧に」することが、肝心**なのです。

ですから私は、たとえば時間がない、しかし今日中に目を通さなければいけないいくつかの書類がある、といったときでも、最初に「これは重要だな」というものだけを一枚、デスクの上に置き、椅子に座る姿勢もきちんとただして、ゆっくり、丁寧に読み始めます。

すると、呼吸が自然に整い、自律神経が安定して集中しますから、その重要な案件に対しても、「じゃあ、これはこういう手を打つのがベストだな」といったようないい発想をいち早く得ることができ、さらに、その他の書類を見るペースもずっと「ゆっくり、早い」ペースにすることができるのです。

でも、それを時間がないからといって、バタバタとルーズに、たとえば片手にパンなんかを持ってそれをむしゃむしゃ食べながら書類を読み始めたりすると、その仕事はもう絶対にいい方向にいきません。

なぜなら、その最初の入りの、バタバタと、雑な、悪い姿勢が、仕事の完成度に確実に影響するからです。

ちなみに車の運転も、同じです。

以前の私は、超せっかち人間でしたから、焦っているときは焦ったまま、イライラしながら運転していました。けれども、そんなときほど、冷静な判断力を失って、到着が遅くなるのです。

しかし、意識的に「ゆっくり」を心がけるようになってからは、そんな運転もガラッと変わりました。そして実際に、ゆっくり運転することを心がけることで、結果的には、焦って運転していたときよりも早くスムーズに目的地に着くことができるようになったのです。

本当に、大事な事ほど、まずは足下を見て、ゆっくり、丁寧に動き始めることが肝心です。

イライラして焦って事にあたっても、最終的には、何のメリットもありません。まさに、「急いては事を仕損じる」です。

ですから、急いでいるときほど、一瞬でもいいから、「ゆっくり」を意識して、そ

「ゆっくり」始めると、うまくいく

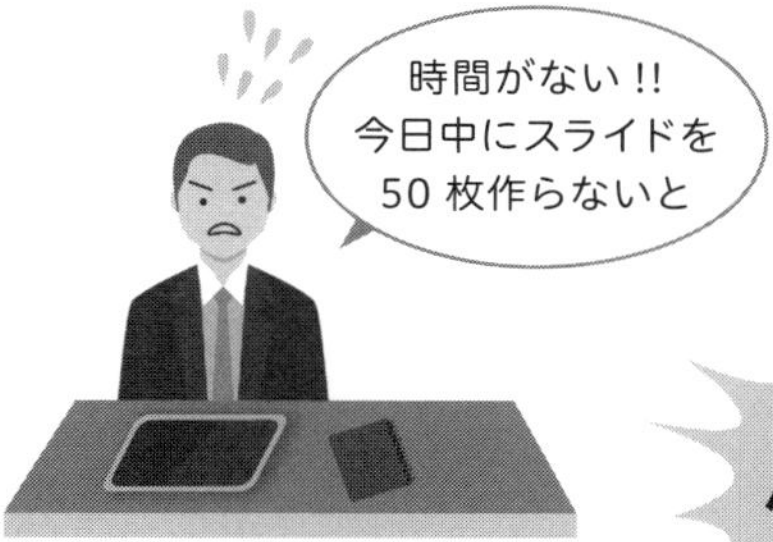
時間がない !!
今日中にスライドを
50 枚作らないと

バタバタ始める

↓

バタバタした流れに

↓

呼吸が浅くなる

↓

自律神経のバランスが乱れ集中がとぎれてしまう

意識して、どーんとゆっくり落として始める

↓

いい流れをつくれる

↓

呼吸が自然に落ちつく

↓

集中力が高まる

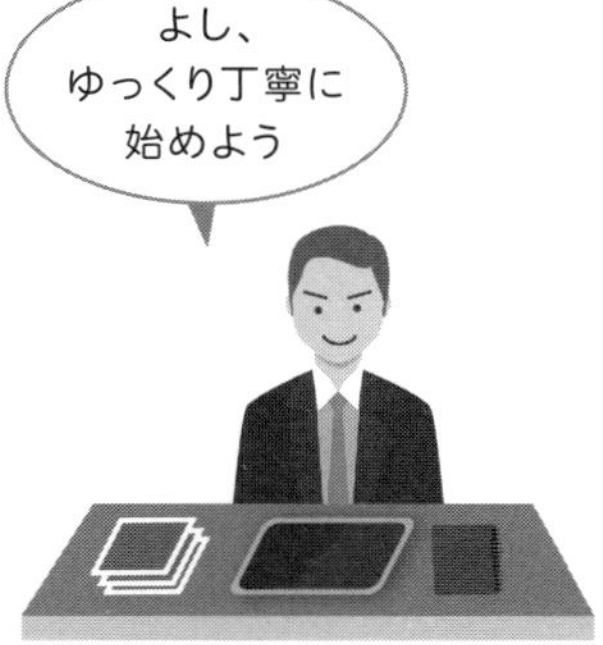
よし、
ゆっくり丁寧に
始めよう

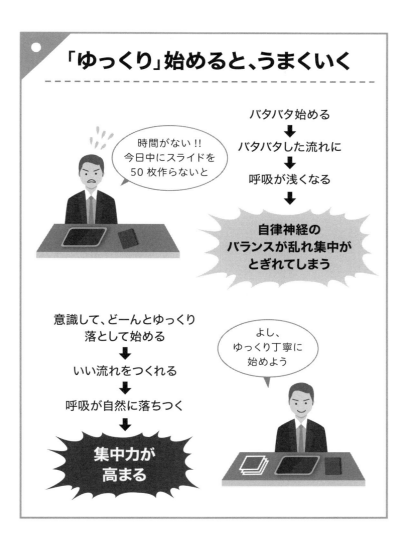

れから動き始める。そうすると呼吸が安定し、より早く、よい結果を得ることができるのです。

ポイント

「時間がない」「完成度を要求される」というときほど、最初の入り方を「ゆっくり」にする

第2章

まずは「ゆっくり話す」ことから始めよう

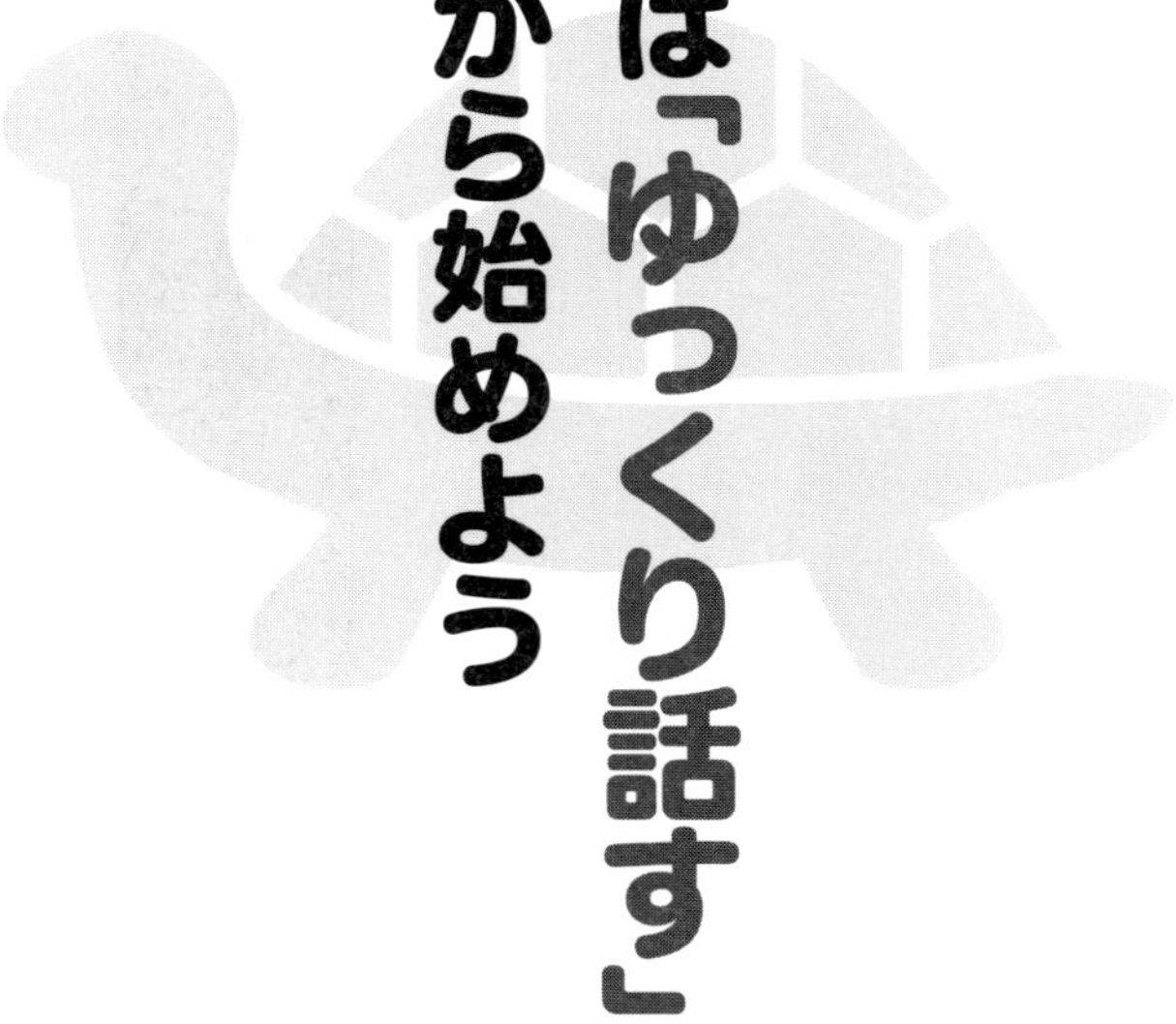

さまざまな動作の中でも、「話す」が特に重要な理由

人は誰でも、より美しく、健やかな自分になりたい。あるいは、自分の人生をより豊かに、幸せに輝かせたいと願っているものです。

そして、そのための最大の鍵は「ゆっくり」にある、ということを第1章では解説しました。さまざまな動作を「ゆっくり」と行うことによって得られる驚きの効果については、十分ご理解いただけたものと思います。

ただ、現代日本は何かとせわしないスピード社会です。すべての動作をいきなり「ゆっくり」に変えるのは難しい、と感じた方もいるかもしれません。

では、「ゆっくり」を実践していくうえでは、まずどの動きから始めるのがいいのでしょうか。

私のイチオシは、「ゆっくり話す」ことです。

歩く、食べる、お風呂に入る……など、私たちは毎日さまざまな動きをしています。そのなかでも、「話す」はゆっくり行うことによって得られるメリットが特に大きいのです。

何をかくそう、私自身がそのプラス効果を日々実感しています。

もともと私は、「超」がつくほどの早口人間でした。それが、ある人物との出会いをきっかけに、意識的に「ゆっくり話す」ようになりました。

すると、自分自身の体調や精神状態にも、周囲との関係においても、「いいこと」が立て続けに起こるようになったのです。

ポイント
まずは「ゆっくり話す」ことを意識しよう

超早口人間だった私を変えた「ある出会い」

私に「ゆっくり話す」ことの大切さを教えてくれたのは、いま自律神経研究チームの一員として活躍してくれている雪下岳彦くんです。

彼は順天堂大学医学部の六年生のとき、ラグビーの試合中に頸椎《けいつい》骨折の大ケガに見舞われました。大学の成績もトップクラス、ラグビーでも活躍し、まさに文武両道で将来を嘱望されていた彼でしたが、そのケガにより、首から下が完全に麻痺して動かせなくなってしまいます。

残念ながら、これでは臨床医になることはできません。そこで私は雪下くんに、自律神経の研究に加わらないか、と声をかけました。彼のような優秀な人材がぜひとも必要だったからです。

彼はその誘いを快諾してくれましたが、論文を書くにもパソコンのキーボードを一字ずつ口を使って打ち込んでいかなければなりません。常人であれば、すぐに絶望して挫折してもおかしくない過酷な状況です。けれども、彼は決してあきらめず、超人的な努力を続けました。

さらに私が驚いたのは、彼がひと言の愚痴も言わず、弱音も吐かず、誰に対してもつねに優しい微笑みを浮かべていたことでした。

その当時、もともと怒りっぽかった私は、何かあるとすぐに早口でスタッフを怒鳴り散らしていました。これでは相手はこわがってしまい、私の話など耳に入りません。怒った私自身も気持ちが晴れるどころか、よりいっそうイライラし、また怒ってしまう――そんな悪循環を繰り返していました。

一方、雪下くんは、普通だったら理不尽な運命にストレスを感じ、周りにあたりちらしてもおかしくない状況であるにもかかわらず、決してそんなことはせず、むしろ周りにいる人に希望や安らぎを与える存在になっていました。

「自分は五体満足なのに、いったい何をやっているんだ……」

そんな彼の姿を見ていて、あるとき、私は自分が心底恥ずかしくなりました。と同時に、**「どうしたら彼のように、自分の感情をうまくコントロールできるようになるのだろうか」**と考えるようになったのです。

そして、しばらく雪下くんを観察していて気づいたのが、彼の穏やかな笑顔と話し方でした。

どんなときも、穏やかに微笑み、ゆっくり話す――。そのことが、奇跡的な「心の余裕」を彼にもたらし、感情のコントロールを可能にしている最大の要因なのではないか。そう思った私は、雪下くんに倣《なら》って、「ゆっくり話す」を心がけることにしてみました。

もちろん、もともと早口で短気な性格ですから、最初はなかなかうまくいきません。しかし、イライラしてつい怒鳴りそうになったとき、心のなかで「いけない、ゆっくり、ゆっくり」と自らに言い聞かせるようにしました。そうしたところ、自分でも驚くくらい、物事がスムーズに運ぶようになっていったのです。

たとえば、スタッフがミスをしたとき、以前なら早口でガーッと怒鳴っていたところを、あえてゆっくり話す。すると、相手も自分も落ち着いて話ができるようになるので、ミスもすぐにリカバリーできる。しかも、怒鳴らないから、相手だけでなく、自分も不快な思いをしなくてすむのです。

その効果に感動した私は、家族、友人、地域など、職場以外でも「ゆっくり話す」ことを実践してみました。すると、どの場面でも決まってプラスの効果を得ることができたのです。

こうして私は、「ゆっくり話す」ことこそが、自分の感情をコントロールし、ひいてはさまざまな物事をスムーズにうまくいかせるコツだ、という確信を得たのでした。

ポイント

「ゆっくり話す」と周りにもいい影響を与えることができる

「ゆっくり話す」と、呼吸が自然と深くなる

では、なぜ「ゆっくり話す」ことが、それほどすばらしい効果をもたらしてくれるのでしょうか。

それは、やはり、「呼吸」と「自律神経」に関係があります。

ゆっくり話すと、自然と呼吸がゆっくりになります。そして、ゆっくりとした深い呼吸は何より副交感神経の働きを高めてくれるので、自律神経のバランスも整います。するど、細胞のすみずみにまでいい血液が流れるようになり、結果的に心身の最高のパフォーマンスが引き出されるのです。

ここでポイントとなるのは、ゆっくり話すようにすると、呼吸が「**自然と**」ゆっくりになる、というところです。

第1章でも述べましたが、呼吸そのものを意識しすぎると緊張してしまい、かえって交感神経が上がってしまいかねません。

最高のパフォーマンスを引き出す理想的な呼吸とは、あくまで「自然に」ゆっくり呼吸になること。そして、そのために誰もがいつでもどこでも容易にできる方法のひ

とつが、「ゆっくり話すこと」なのです。

では逆に、「早口で話す」と自律神経はどうなるでしょうか。

もちろん、交感神経が優位になり、副交感神経の働きが下がってしまいます。

さらに悪いことに、話を聞いている相手の副交感神経の働きも下げてしまうのです。

かつてスタッフを早口で怒鳴り散らしていた自分が、いかに罪深いことをしていたか……。いま思い返しても申し訳ない気持ちになります。

ポイント

意識せず自然にゆっくりの呼吸を目ざす

↙「ゆっくり話す」だけで、説得力と信頼感がアップする

「ゆっくり話す」ことで得られるメリットは、ほかにもたくさんあります。

◎ポイントを簡潔に述べられるようになり（＝話がわかりやすくなり）、自分の言い

たいことが相手にきちんと伝わるようになる

◎説得力と信頼感が増し、相手を納得させる話ができるようになる

◎余計なことを言わなくなり、無用な失言をしなくなる

◎どんな相手とも、感情的にならず、冷静な話し合いができるようになる

◎エレガントな印象を相手に与えられる

◎異性からの好感度が上がる……etc.

「ただゆっくり話すだけで、そんなにいろいろと『いいこと』が起こるものかなあ？」と思われたかもしれません。そんな方のために、ここからはさまざまな例を挙げて、「ゆっくり話す」ことのメリットを解説していきます。

まず、何かの会議に出たときのことを思い出してください（職場でも学校でも地域でも、どんな会議でもかまいません）。

あなたはどのように話していますか。「何かひと言いわなければ」「自分の考えを十二分に伝えなければ」と焦っていませんか。そして、会議の序盤からバーッと早口で自分の意見を述べたりしていませんか。

では、その結果はどうでしょう。自分の思っていた方向に会議の結論が向かいましたか。会議のほかのメンバーは、あなたの意見に納得してくれましたか。おそらく、「そうではない」という方がほとんどではないでしょうか。

会議でも、「ゆっくり話す」ようにすることがきわめて重要です。

具体的には、まずはほかの人の意見にゆっくり耳を傾ける。次に、それをもう一度、自分の頭の中でゆっくり嚙み砕いて考える。さらに、自分が話すべき内容をゆっくり整理し、最小限のポイントにまで絞り込む。そこまでできて初めて、「ちょっと、よろしいですか――」というふうにゆっくり話し始める。

すると案外、人の心に訴える的を射た意見がパンと言えるものなのです。

それはなぜかというと、その根底にあるものはやはり、呼吸と自律神経です。「ゆっくり話す」と、呼吸が整い、自律神経が整う。そうすると自然に、周りがよく見えるようになり、頭と五感のパフォーマンスも上がり、結果、余計なことを言わないで、ポイントだけを言えるようになるからです（ゆっくり話すようにすると、一度に話せる語数が少なくなるので、自然と重要なポイントだけを簡潔に述べるようになるという効果もあります）。

しかも、いい自律神経は、周りにも伝染しますから、**ゆっくり話す人の言葉を聞いている人の心も、どんどん落ち着いてくる。**だから、ゆっくり話す人の言葉は、説得力をもって、相手に浸透するというわけなのです。

ポイント

呼吸が整い、自律神経が整うと周りがよく見えるため、的を射た発言ができるようになる

「ゆっくり話す人」のほうが出世する

本当に、言葉というものは、ゆっくり話せば話すほど、自分の意見もまとまって余計なことは言わなくなるし、相手にも浸透するものです。

逆に、早口でペラペラ話していると、呼吸が浅くなり、自律神経が乱れて、周りが見えなくなります。それで、正常な判断力まで失って、ついうっかり余計なことまで話してしまう。それで失言をして信用をなくしたり、余計な敵をつくったりしてしまうのです。

会食のときも、同じです。会食での失敗の原因の大半は、早口です。会食のとき、「ゆっくり話す」意識を持たないで、ペラペラ早口で話していると、自律神経が乱れて、つい下手なことを、ポロッと口走ったりしてしまうのです。

私自身、昔は本当にせっかちで早口だったので、そんなふうなおしゃべりゆえの失敗は山ほどしています。

余談ですが、会社や組織の中で出世していく人のひとつの共通点として、「口数が少ない」「ゆっくり話す」ということが挙げられると思います。

なぜなら、**ゆっくり話す人の話のほうが説得力があるように聞こえ、また、圧倒的に落ち着いて見えるので周囲からも信頼感を持たれやすい**からです。

逆に、早口でよくしゃべる人というのは、周りからどうしても軽く見られます。不用意な発言で社内に敵をつくってしまうことも少なくありません。日本の社会では、「いかに敵をつくらないか」ということも出世に大きく影響しますから、「ゆっくり話す」ことで失言をしないということは、人間関係をよくするだけでなく、出世の極意でもあるのです。

もちろん、よくしゃべる人が出世していくこともありますが、それはよほどの実績を出している場合でしょう。**同じ能力や実績の場合では、よくしゃべる人のほうが圧倒的に不利**ではないでしょうか。

いずれにせよ、特別な職業の人でない限り、早口で得をすることはまったくありません。軽妙な話術で人気の芸人の方でも、プライベートでは口数が少なく、ゆっくり話す方が多いもの。ゆっくり話すことが自分の五感を研ぎ澄まし、ひいてはいい人間関係を築くためにどれだけ大切かということを、本能的にご存じなのだと思います。

ポイント

早口でペラペラ話していると、呼吸が浅くなり、自律神経が乱れて、つい余計なひと言を言ってしまうため注意

出だしを「ゆっくり」にすると、プレゼンもうまくいく

先ほどは会議の例を出しましたが、プレゼンテーションも「ゆっくり話す」とうまくいきます。

私自身、たとえば講演でも何でも、最初の入りをゆっくり話し出しますと、まずそのプレゼンテーションは自分のイメージしたとおりのいいものになります。

しかし、最初を焦って、わーっと話し出してしまうと、これはなかなか厳しい。途中で「あ、いけない」と思っても、よほど、「よし、あのスライドのところで、ゆっくりのリズムにシフトチェンジするぞ」と強く意識しなければ、なかなか途中で、その焦ったリズムを変えることができないからです。

しかも、途中で意識して無理やりシフトチェンジした、そのゆっくりのリズムは、自然な呼吸から生まれた「自然のゆっくり」ではないので、一歩間違えれば、モタモタ、しどろもどろの印象を人に与えるものになってしまう……。

つまり、最初の入りをバタバタしてしまうと、よほど、呼吸と自律神経を一気に回復する手段や技術がない限り、なかなか挽回《ばんかい》することが難しいのです。

このように、プレゼンテーションを成功させる極意も、じつは「ゆっくり話す」なのです。そして、特に、「最初の入りを、ゆっくり話し始める」ことに、九〇％以上の成功不成功の鍵が、隠されているのです。

また、**何か人にものを頼むときも、面倒がらずに最初にゆっくり丁寧に依頼内容を説明すると、非常にうまくいきます。**

よくものを頼むときに、「これも、あれも、それもやって」と、わーっと早口で話す人がいます。私も昔はそうでした。

でもそうすると、結局、その言葉はだいたい二〇％ぐらいしか相手に伝わっていませんから、伝わらなかった八〇％は、後からまたフォローしなければいけなくなる。かえって時間がかかってしまうのです。

ですから、人に何かを頼むときは、「これはこうしてくださいね。それからあれは……」と、かつての三倍ぐらいの時間をかけるつもりで、ゆっくり丁寧に説明するようにしています。

そうすると、もちろん、そのときは時間がかかりますが、後からのフォローにかかる手間を考えると、そのほうが断然早いし、効率もいいのです。このように、人に何か頼みごとをするときも、やはり「ゆっくり」がいちばんのコツです。

ポイント

プレゼンでは、「最初の入りを、ゆっくり話し始める」を意識しよう。途中からスピードダウンすることは難しい

「ゆっくり話す」ことで、スピーチもうまくなる

最近は、テレビ番組や講演などで、医学関係者や医学生ではない、一般の方たちにお話をすることも多くなりました。

おかげさまで、「小林の話はわかりやすい」という評価をいただいているのですが、昔は「小林の話は本当にわかりにくい」ということで有名だったのです。

それが大きく変わったのは、やはり、「ゆっくり話す」ということを、意識するようになってからなのです。

以前、『教科書にのせたい！』（ＴＢＳ系）というテレビ番組に出演し、漢方につい

ての講義をしましたが、そのときも、私がいちばん意識したのは「ゆっくり話す」ことでした。

私は本来、外科の医師ですから、漢方はものすごく詳しい専門分野というわけではありません。極端にいえば、私にとって漢方は便秘や自律神経に比べアウェイのテーマです。でも、それを一般視聴者のみなさん、つまり誰もがわかるように、納得できるようにご説明しなければいけない。もちろん、事前の研究や知識の習得も大切ですが、それを誰もがわかるように説明するためには、最終的には、ゆっくり話すことが、何より大切だと思ったのです。

漢方というのは、ご存じのとおり、「茯苓《ぶくりよう》」とか、「当帰芍薬散《とうきしやくやくさん》」とか、漢字の読み方も非常に難しいものが多いのです。

そういうとき、早口で話すと、聞いている人は、よけいに何がなんだかわからなくなってしまいます。

しかし、ゆっくり、落ち着いて、ポイントだけを的確にお話しすると、一見、難しい漢方というテーマも非常にわかりやすくなるのです。

なぜなら、ゆっくり話すということで、まず私自身の自律神経が安定し、視野が広くなり、より的確な言葉を選択しながらご説明できるということがあります。さらに、そういう私のゆっくりした口調が、聞いている方の自律神経を整え、「人の話をよく聞けるようになる＝言葉の理解能力を高める」という相乗効果も、出てくるからです。

こうしたように、同じテーマを話しても、ゆっくり話すことで、人に与える印象は、まったく変わってきます。

難しいテーマを、難しく話すのは、誰でもできます。

けれども、専門的な難しいテーマを、子供でもわかるようにやさしく話すことは、本当に難しいものです。ですから、難しいテーマほど、「ゆっくり話す」こと。私自身も、今、それをつねに心がけています。

ポイント

聞いている方の自律神経も整うので相手の理解能力も高まる

キレやすい相手との関係も、ゆっくり話せば改善する

以前、ある方から、昔でいうところの「瞬間湯沸かし器」、今でいうところの「キ

レやすい上司」と、どうすればうまく付き合えるようになるか、という相談を受けました。その方に限らず、職場の人間関係で苦労されている人は多いと思いますが、ここでもやはり「ゆっくり話す」ことが重要な鍵です。

その上司のような、キレやすい相手に何かを説明するときというのは、焦って早口になり、つい余計なことを言って地雷を踏んだり、要領を得ない説明になって相手をイライラさせたりしがちなものです。

さらに、イラだった相手が早口で話し始めると、あわてて自分もまた早口で応酬してしまい、それが相手の言葉をさえぎることになり、それでよりいっそう相手の怒りが燃え上がり……と、怒りが怒りを呼ぶような悪循環、マイナスのスパイラルに陥ってしまいます。

こうした相手に対しては、まずゆっくりポイントを絞って説明するようにします。それでも相手がキレてしまったら、早口でまくしたてる上司の言葉をまず静かに最後まで聞く。それから意識的にゆっくり、ポイントだけ淡々と答えるようにします。すると、その安定した自律神経は相手にも伝染しますから、上司の怒りも、次第に収まってくるものなのです。

その人の上司のような、カッカしやすい、すなわち自律神経が乱れた人がひとりでもいると、その乱れた自律神経は周りに伝染しますから、その職場全体が自律神経の乱れたピリピリしたものに変わっています。

そういうとき、ひとりでもゆっくり話す部下、つまり上司の自律神経を安定させる部下がいると、その場の雰囲気が落ち着きます。ですから、職場全体の人間関係をよくするためにも、「ゆっくり話す」ことが本当に重要です。

ちなみに、私に相談にこられた方も、「ゆっくり話す」ことで、上司との関係が驚くほど改善でき、職場の人間関係のストレスも軽減したそうです。

もちろん、これは職場だけに限った話ではありません。学校やご近所のお付き合いでも趣味の習いごとでも、人間関係全般において「ゆっくり話す」ことで損をすることは一切ありません。

ですから、「あ、最近、人間関係がよくないな、ストレスが大変だな」と感じたときほど、ぜひ、ゆっくり話すことをおすすめしたいのです。

ポイント

キレやすい上司にも「ゆっくり話す」ことで、関係を改善できる

モテる男、魔性の女に早口の人はいない

美貌に恵まれているというだけでなく、なぜか人の心を惹きつけてしまう魅力を持った、いわゆる「魔性の女」といわれるような女性がいます。

そういう人に、おそらく、早口の人はいないと思います。

銀座や六本木のナンバーワンといわれるような女性も、よく観察してみると、非常にゆっくり話していることがわかります。

ゆっくり話す彼女たちは、つねに自然な呼吸ができ、自律神経が安定しているため、自分を見失うことがありませんし、相手のこともよく見えています。ですから、つねに自分のペースを崩さず、相手の気持ちを上手にコントロールすることができるのです。

これについては、以前、ビートたけしさんの『たけしのニッポンのミカタ!』(テレビ東京)というテレビ番組で、こんな実験をしたことがありました。

男性客から非常に人気のある接待業の女性と、あまり人気のない女性。そのふたりに、最初はそれぞれ、いつもどおりの接待をしてもらいます。そして、それをVTR

で比較すると、明らかに、人気のある女性のほうが、ゆっくり話していますし、聞き上手なのです。ですから、当然、会話もどんどん弾んでいきます。

逆に、あまり人気のない女性は、早口で、相手の話がよく聞けておらず、相槌を打つタイミングも非常に悪い。当然、会話も弾まなくなり、場が白けてしまいます。

でも、そんな彼女に「ゆっくり話す」ということをアドバイスした途端、彼女の接客が、見違えるようによくなったのです。

人の話がよく聞けるようになり、相槌を打つタイミングもよくなり、結果、会話もどんどん弾むようになったのでした。

つまり、あまり人気のなかったほうの女性は、何か話さなければ、話さなければと焦ってしまって、つい早口になり、相手の話の腰を折るような、余計なことまで話してしまっていたのです。

でも、ゆっくり話すことを意識した途端に、人気のある女性のように、「人の話をまず聞く」という、聞き上手の姿勢に変わることができた。結果、見違えるように、指名をしてもらえるようになった——。このように、ゆっくり話すということは本当に、それくらいその人のコミュニケーション能力を上げ、「魅力」を高めてくれるのです。

これはもちろん、男性も同じです。モテる男性に、早口の人はまずいません。ホストの男性を見ていても、ナンバーワンといわれる人は、ほとんどしゃべらない。話すときも、本当にゆっくり話しているはずです。

でも、もしかしたら彼らも新人の頃は、焦って早口だったかもしれません。しかし、いろいろな経験を積んでいく中で、「どういう感じで話すのがいちばん女性の心に響くか」ということがわかり、余計なことは言わなくなった。ゆっくり、ポイントのみを話すことが、いちばん相手に共感され信頼される、相手の心に浸透するということを、身をもって習得したのだと思います。

大変な知識があっても、その知識をペラペラと饒舌《じょうぜつ》に早口で話している人は、案外、信用されないものです。一方、たとえそれほど知識がなくても、ゆっくり話す人は、「あ、なんだか、この人信用できそうだな」と思われたりします。

つまり、人に信頼されたり、モテる秘訣も、じつは「ゆっくり話す」ことが、基本にあるのです。

それに、ゆっくり話さないと、「本当の笑顔」もつくれません。

人の心を魅了する本当にきれいないい笑顔、セクシーで、エレガントな仕草、それらも、やはり、ゆっくり話すことから始まります。

つまり、「ゆっくり話す」「ゆっくり動く」ということは、いろんな相乗効果で、その人のほかの良さ＝潜在能力までも引き出してくれるのです。

ポイント

「ゆっくり話す」を心がけると、自然と聞き上手になる

ドラマ『相棒』ヒットの鍵も、ゆっくりとした口調にあり

ゆっくりで、いい話し方をする著名人といえば、私は、俳優の水谷豊さんが本当にすばらしいと思っています。水谷さんを拝見していると、普段の話し方だけでなく、雰囲気全体も本当に落ち着いています。

お若い頃は、どちらかというと、「ゆっくり」ではない役柄が多かったように思うのですが、今は演じていらっしゃるときも、普段のその落ち着いた感じがいい意味で

滲《にじ》み出ているように感じます。

そして、それは特に、水谷さん主演の人気ドラマ『相棒』を観ていると、強く感じるのです。

ドラマの中で、杉下右京という警部を演じている水谷さんは、丁寧なきれいな言葉を、ゆったり、ゆっくり話されています。それは、自律神経的な視点でいえば、観ている人をほっとさせ、自律神経を安定させてくれる、まさに、いい話し方の典型です。

また、セリフのないシーンでも、『相棒』には必ずほっと、ゆっくりできるポイント＝時間があります。たとえば、右京がゆっくり紅茶を飲むシーンとか、小料理屋さんのカウンターでゆっくりお酒を飲むシーンとか。そのときの、水谷さんをはじめとする役者さんたちのゆっくり、ゆったりとした動きも、やはり観ている側の自律神経を安定させてくれる働きがあるのです。

ですから、『相棒』を観ていると、あのドラマがこれほど長く大ヒットしている一つの要因は、水谷さんのあのゆったりした口調や落ち着いた物腰にあるのではないかと、思えてくるのです。

これも自律神経の研究を始めてから改めて気づいたことですが、『相棒』に限らず、長く視聴者に高い人気がある番組というのは、やはり、その中に、必ず一ヶ所は、観ている側がほっとできるような、ゆったり、ゆっくりとした「ゆとり」を感じられる台詞やシーンがあります。もちろん、ストーリー、映像、演出、演技の面白さ、すばらしさは必要ですが、ドラマのヒットの理由もじつは、「ゆっくり話す」「ゆっくり動く」こと。観ている人の自律神経をいかに安定させるかが基本にある――。

近頃、水谷さんの話し方を見ていて、改めて、そう分析しています。

また、これは私見ですが、水谷豊さん、伊藤蘭さんご夫妻がいつまでも仲良くいらっしゃるのも、おふたりの「ゆっくり、ゆったりした口調」が、その秘訣のひとつになっているのではないかと思います。

どんなにお互いに多忙でも、家でふたりで話すときには、極力、ゆっくりした口調を心がけることで、お互いの話を丁寧に聞き、理解し合い、尊重することができる。逆に、忙しいからといって、焦って乱暴に話すと、お互いの自律神経が乱れて、ちょっとしたことで喧嘩になってしまう――。それは、私自身も、日々、家庭の中で痛感しています。

夫婦関係がうまくいっているかどうかというのは、じつは、言葉数の多さやふたりでいる時間の長さだけの問題ではないのです。限られた時間の中でも、ちょっと「ゆっくり話す」ことを意識するだけで、それまでよりもずっとあたたかいコミュニケーションが生まれるはずです。

つまり、**夫婦円満の秘訣も、「ゆっくり話す」こと**なのです。

ポイント

人気番組には視聴者が、ほっとできるような「ゆとり」を持った箇所がある

大企業トップにも、早口の人は意外と少ない

何百人、何千人の従業員を率いているような、企業のトップに立つ経営者の方とじかに接する機会もありますが、ペラペラ早口でお話しになる方は、ほとんどいません。辛口・ストレートな発言で「経済界の論客」と評されるような方でも、じつは、その口調は非常にゆっくり、丁寧な方がほとんどです。

たぶん、そうした大きな企業のトップに立っているような方は、いろいろな意味で、

そうとうな修羅場をくぐってこられた。そして、その中で、「ゆっくり話す」ことが、自分のパフォーマンスやリーダーシップを高めるということを体で覚えられたのだと思います。

そういう方たちというのは、自然に、どんと構えておられます。そして、すでに、たとえば日記をつけるとか、手帳をきれいに管理するとか、そうした自律神経を整える「基本」は自然にできている方が多いのです。

ですから、私がアドバイスさせていただくのは、本当にちょっとした補足的なことだけです。たとえば歩き方なら、「少しあごを引いて、背筋を伸ばし、脚ではなくおへそから前に進む意識で、しかも一定のリズムで歩くことを意識するだけで、ずいぶんと変わりますよ」というふうな感じです。

一方、いわゆる若手の経営者の方、たとえばITベンチャーのトップの方たちは、もう少し違います。もちろん、その方たちはトップに立つだけあって非常にエネルギッシュなのですが、まだ若く、がむしゃらに働いておられる真っ最中なので、少し疲れが出ている方が案外と多いのです。しかも、男性はだいたい三十歳を境にして、副交感神経の働きがガクンと下がり、自律神経が乱れて、さらに疲れが出やすくなる。

そこで、そういう方たちにはやはり、「まずは、ゆっくり話すことを意識してください」とアドバイスをすることにしています。なぜなら、ゆっくり話すことで、知らず知らずに浅くなっていた呼吸が自然に戻り、乱れていた自律神経が整い、結果、肉体の疲労度を軽減させることができるからです。

ポイント

若い人ほど、がむしゃらに働きがちなので、ゆっくり話すことを意識してみよう

「ゆっくり話す」究極のコツ

私自身も昔はその典型だったのですが、早口の人は、往々にして、話し好きでおしゃべりな傾向があります。

そういう人が、「ゆっくり話す」ようにするにはどうすればいいか。

究極のコツは、黙っていること、です。**会食でも、会議でも、とにかく「自分から**

口火を切らない」を基本スタンスにすることが、非常に有効です。

自律神経の研究を始めてわかったのですが、「雄弁は銀、沈黙は金なり」という言葉は本当に真実なのです。

なぜなら、ペラペラ早口でしゃべっているときは、ほぼ呼吸をしていません。そうすると、自律神経が乱れて、血流が悪くなり、脳はまともな判断ができなくなる。すると、どんどん変な言葉が出てきて、うっかりポロッと失言もしてしまう。いわゆる、負のパターン、失敗のパターンに陥ってしまうわけです。

でも、黙っていれば、絶対に、失言で失敗することはありません。

もちろん、最初の口火を切って、積極的に発言をして、それがすごく認められたりすることもあります。けれども、その成功・失敗の確率は、よくて半分半分です。

一方、黙っていれば、失敗の確率は、ほぼゼロ％なのです。

「でも、ただ黙っているだけでは、成功する確率もゼロ％ではないですか？」と思う方もおられるかもしれませんが、そこが「沈黙は金」という言葉の深いところで、黙っていることが成功につながることも、往々にしてあるのです。

たとえば、会議でも会食でも、「今日は、とにかく黙っていて、何か聞かれたときだけ話すぞ」という意識で臨むと、自然に、聞き上手になります。そうすると、まず、

「ゆっくり話す」コツ

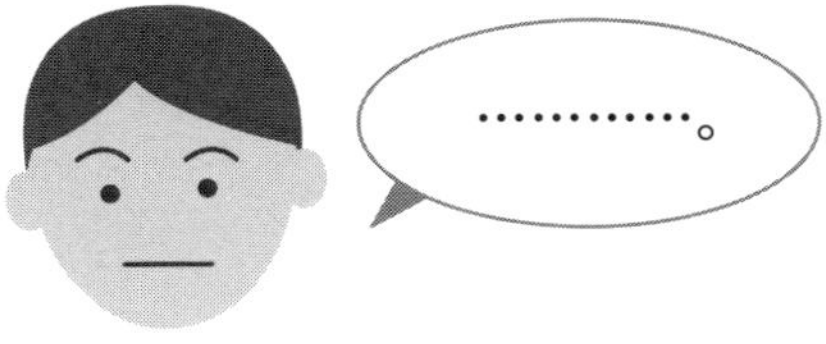

究極のコツは黙っていること

- ◆ 自分から口火を切らない
- ◆ 聞かれたことだけ、ズバッと端的に答える

↓ すると

失言もしないし、
相手にいい印象を与えられる！

話している相手のほうは機嫌がよくなりますし、「あの人は、自分の話を熱心に聞いてくれるいい人だな」という感じを相手に与えることができます。

さらに、**相手に聞かれたことにだけ、ズバッと端的に答えるようにすると、その人は、ペラペラしゃべった人よりもよほど、いい印象を相手に与えることができる**のです。

逆に、自分からペラペラ早口で話し出してしまう人は、それができません。そもそもおしゃべりな上に、自律神経が乱れて、どんどん言葉が出てしまうから、相手の言葉もよく聞いていません。それで、相手が話し出しても、無遠慮に遮ってしまったりする。そうなると、相手はやっぱり不快に感じますから、たとえいい話をしたとしても、その言葉は、まったく説得力のない、相手の心に届かないものになってしまうのです。

ポイント

早口でおしゃべり、という人は「自分から口火を切らない」ようにする

「自分から口火を切らない」を徹底する

ですから、私自身も、たとえば家族との会食のときでも、**「聞かれたら話す＝聞かれるまでは話さない」**を鉄則にしています。

そうしないと、自分は絶対にずっとしゃべり続けて失敗する性格だと、わかっているからです。

昔の私は本当に、ペチャクチャしゃべって失敗する、そのオンパレードでした。子供の頃から、とにかくずーっとペラペラペチャクチャしゃべり続けて、それはもう数えきれないぐらいの痛い目にあってきました。

そして、そのたびに後から、「ああ、しゃべり過ぎちゃったな」という後悔をするのですが、なぜそれが失敗に結びつくのか、まったくわかっていなかったのです。だから、またおしゃべりで手痛い失敗をする――。本当に、その繰り返しでした。

けれども、自律神経の研究を始めて、「やっぱり、こうやって早口でペチャクチャ話していると自律神経が乱れるんだ、だから失敗するんだ」ということが、はっきりわかりました。何度も述べていますが、ペチャクチャ早口で話していると、呼吸をしない。そうすると、自律神経が乱れて血流が悪くなり、まともな判断ができなくなって、だから失敗するんだ――と痛感したのです。

そして、そこから生まれたのが、「聞かれたら話す」という鉄則なのです。

本当に、おしゃべりでいいことは何もありません。しゃべっているとき、自分は高揚して気持ちいいかもしれませんが、相手からは必ず、「この人、よくしゃべるな」「しゃべり過ぎだな（いつ終わるんだろう）」と思われている。おまけに、失言などしてしまったら、せっかくそれまで築いてきた信用も一気に失いかねない――。

ですから、昔の私のようなおしゃべり好きの方には特に、「聞かれたら話す」ということを、おすすめしたいと思います。

ここで大事なのは、「今日の会議、今日の会食は絶対に黙っていよう」としっかり決めておくことです。

これも私の経験なのですが、「今日はあんまりしゃべらないようにしようかな……」くらいのスタンスではダメなのです。なぜなら、「○○しようかな……」というあいまいな感じでは、残念ながら、意識したことにならないからです。気がつくと、いつものようにペラペラとひとりでしゃべってしまっているでしょう。

重要な会議、会食ほど、「自分から口火を切らない」「聞かれたら話す」を徹底すること。そうすれば、みなさんはもう、おしゃべりの失敗で頭を抱えることはなくなるはずです。

ちなみに、「聞かれたら話す」というのは、夫婦円満の秘訣でもあります。

妻との会話でも、私がペラペラしゃべり続けていると途端に雲行きが怪しくなってきますが、「聞かれたら話す」というスタンスにすると、一気に機嫌がよくなります。

もちろん、夫婦の関係性はその家庭によってそれぞれです。けれども、現代的な共働きで夫婦対等という家庭であればあるほど、「自分ばかりしゃべり過ぎない」「相手の話をよく聞いて、聞かれたら話す」という意識を少し持つだけで、その夫婦関係は非常に円滑になるのではないかと、私は思います。

ポイント

「聞かれたら話す」を徹底すると、夫婦関係もうまくいく

政治家の失言も、自律神経のバランスの乱れが原因

近頃、政治家の失言のニュースが続きましたが、それもおそらく自律神経の乱れが、

ひとつの大きな要因になっているのだと私は推察しています。

時代は今、本当にシビアですし、激動しています。ですから、その中で、おそらく政治家のみなさんも、忙しすぎるのです。いろいろな不測の事態が次から次へと起こる、その対応に追われるうちに、余裕がなくなり、自律神経が乱れてしまい、いろんなことへの抑えがきかなくなってしまう。

それで、後から考えれば、「なぜ、あそこでそんなことを?」「なぜ、また同じことを?」と、誰もが首をかしげたくなるような、明らかな失言が、連鎖反応のように続いてしまうのだと思います。

そういう政治家を見ていても、やはり、大変なときほど「ゆっくり」の意識を持つことと、「黙っていること」が大切だと痛感します。

忙しすぎると、自律神経のバランスが乱れ、視野も狭くなり、物事の本当のポイントが見えなくなってしまう。そういうときにしゃべっても、当然のことながら、いい言葉は出てこない。

ですから、本当に発言しなければいけないときにきちんとした言葉を発するためにも、黙っていることが最高にして最善の策なのです。

「泰然自若」という言葉がありますが、普段は黙っていて、本当に大切なときには、ポイントをついた言葉を、ゆっくり話す。そういう人が、今、本当に求められているリーダーではないかと、私は思います。

ポイント

大変なときこそ「ゆっくり」を意識しよう。自律神経が乱れていると、いい言葉は出てこない

知識が豊富な人ほど、余裕があるからしゃべらない

また、「ゆっくり、いい話し方」をマスターするには、やはり、勉強も大事だと思います。

自分の感性を刺激し、心を豊かにしてくれる本を読むこと。あるいは、新聞でも何でもいいから、社会のことを勉強すること。なぜなら、いい知識は、本当に人を勇気づけてくれるからです。

そして、そういう本物の知識を得た人には、余裕が生まれます。その結果、自律神

経が安定して、ネガティブなことも、余計なことも、ペラペラしゃべらなくなります。

つまり、勉強して知識が豊富になればなるほど、その人は、何事に対してもどっしりとして動じない、いい意味での沈黙の人になれるのです。

もちろん、仕事に、家事に、育児に忙しい人ほど、ときには井戸端会議をして、愚痴を言い合い、ストレス発散をしたくなるのも本当によくわかります。けれども、そういう会話は、残念ながら、逆にストレスを高め、ネガティブな負のスパイラルにはまる原因になることが多いのです。

なぜなら、愚痴、悪口、嫉妬、やっかみ、そういうネガティブな感情はすべて、副交感神経の働きをガクンと下げ、自律神経のバランスを乱す作用があるからです。しかも、そういう乱れた自律神経は伝染しますから、たとえその話を聞いているだけでも、どんどん自律神経が乱れてしまうのです。

とはいえ、最後は愉快な笑い話で終わるような、本当にストレス解消になり、自律神経も上げてくれる、楽しい井戸端会議も、もちろんあります。

ですから、まったく井戸端会議をしないというのではなく、まずはその時間を半分にして、そこでできた時間を、ぜひ、勉強にあてていただければと思うのです。

おしゃべりがしたい、そこを少し我慢して、勉強の時間を持つ。知識を増やす。そうすると、余裕が生まれて、自律神経が安定する。いい自律神経も周りに伝染しますから、これまでのおしゃべりも、どんどんいいものに変わっていくはずです。

いい知識を得ることは、人生にとって本当にすばらしいものです。よく言われる「人生、一生勉強が必要だ」という言葉の意味は、そういうことなのだと私は思うのです。

ポイント
井戸端会議をゼロにする必要はないが、時間は半分にしてみよう

黒柳徹子さんは、「ゆっくり、早く」話す達人

これまで医学的な立場から、いかに「ゆっくり話す」ことが人間関係をはじめとする人生全般にプラスの影響を与えるかということを説明してきました。

でも、みなさんの中には、「じゃあ、早口の有名人で、なおかつ自律神経がすごく安定していそうな人はどうなるの？」という疑問を持たれた方もいるかもしれません。

たとえば、黒柳徹子さんなどは、その最たる例といっていいと思います。

黒柳徹子さんは、早口の代名詞ともいわれるぐらい、おしゃべりが早くてお上手です。でも、私からすれば、黒柳さんは決して、たんなる早口の人ではないのです。もっといえば、黒柳さんにとって、あのスピードは決して早くはない。ご自身にとっていちばん自然で快適なスピードなのだと思うのです。

ですから、黒柳さんのトークをよくよく見ていますと、ずーっと話しっぱなしではありません。逆に、非常に聞き上手です。そして、ここがポイントなのですが、黙って相手の話を聞いているときに、一気に呼吸を自然に戻している。黒柳さんは、おそらくそこで自律神経を一気に整えているのです。そして、また、万全な状態で話し始める――。だから、黒柳さんのトークは、あれほど、機転が利いていて、なおかつ、相手のよいところまで引き出すことができるのです。

黒柳さんのトークは「ゆっくり、早く」の早口で、それは、まさに達人の域にあるものだと思います。

ポイント

「早い」「ゆっくり」は人によって違ってOK。自分にとって一番自然なスピードであることが大切

第3章

「ゆっくり」をさまざまな場面に広げていこう

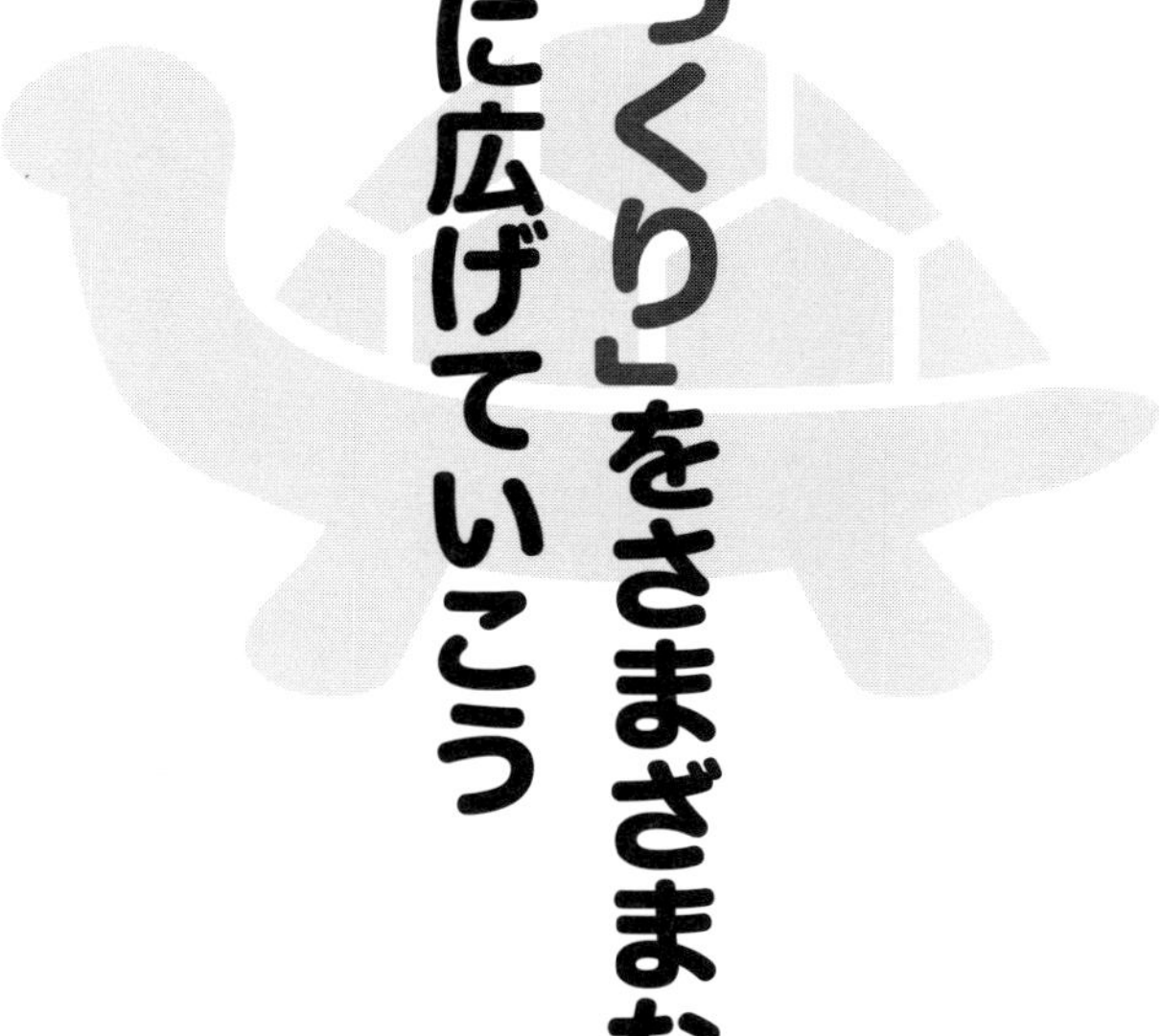

「お先にどうぞ」と譲ることを心がける

「ゆっくり話す」以外にも、少し意識すれば、日常のさまざまな場面で「ゆっくり」を実践することができます。本章では、その具体例をご紹介しましょう。

「ゆっくり」＝自律神経の安定のリズムは、じつは、ちょっとしたひと言でもつくることができます。そのひと言とは、「アフター・ユー（After you.）」＝「お先にどうぞ」という言葉です。

これは、私がイギリス留学時代に何度も耳にした言葉です。大学病院に向かう交通機関や駅、エレベーターやエスカレーター、レストランや図書館や美術館のエントランス……本当にいろいろな場面で、イギリスの人々はにっこり微笑みながらこの言葉を口にしていました。

そして、それを耳にするたびに、「ああ、いいなあ、すてきだなあ」と、留学の緊張とプレッシャーでカチカチになっていた私の心は一瞬でほっと癒されたものでした。

つまり、この**「アフター・ユー」という言葉は、私にとってはまさに乱れた自律神**

経のバランスを一瞬で整えてくれる魔法の言葉だったのです。

今、残念ながら、日本ではあまり耳にしなくなった「お先にどうぞ」という言葉。けれども、みなさんにも、ぜひ、このすてきな魔法の言葉を活用していただければと思います。

たとえば、エスカレーターに乗るときでも、「われ先に」というのはやめて、ちょっとひと言、「お先にどうぞ」と相手に譲ることを心がけてみる。すると、そう言った瞬間にきっと、言われたほうだけでなく、みなさん自身も、気持ちが晴れやかになるはずです。そして、それまで焦っていた心がふっとゆるんで楽になる。そのとき、みなさんの自律神経は、確実に安定しているはずです。

しかも、いい自律神経のバランスは伝染しますから、たまたまその場に居合わせて「お先にどうぞ」という言葉を耳にした人たちの自律神経のバランスもよくなるのです。

「いきなり知らない人に言うのはちょっと恥ずかしいかな」という方は、まずは身近なところから試してみてください。家庭でも会社でも学校でも、友人同士の集まりでも、「お先にどうぞ」というひと言で、きっと、ゆっくり、にっこりの輪が広がります。

そして、そこにはいい自律神経の輪が広がり、結果、その場はどんどんいい環境に変わっていくはずです。

ポイント

「お先にどうぞ」身近な場面で、この言葉を試してみよう

「ゆっくり歩く」で、一日を快適にスタートする

歩き方というのは、じつは、その人の自律神経のバランスが如実に出るものです。

さらに言えば、歩き方ひとつで、その日一日、すべてが変わってしまいます。

ですから、もしもみなさんが、**「今日をすばらしい一日にしたいな」と思われるなら、とりわけ朝の歩き方を意識していただきたい**のです。

まず、背筋を伸ばして、肩の力を抜きます。それから、頭の中心がまっすぐ空につながっているような意識で首を伸ばし、脚ではなく、おへそから前に出すような気持ちでゆっくり一定のリズムで歩く。これが、理想の歩き方です。

なぜなら、この歩き方をすると、まずは気道がストレートになります。すると、呼

吸も自然にゆっくり深くなり、副交感神経の働きが上がって、自律神経のバランスが整い、結果、血流もよくなり、気持ちまですっと爽やかに落ち着いてくれるからです。

ですから、「今日はちょっと調子が悪いな」「何か気分が晴れないな」と思ったときほど、目線を上げて、この理想の歩き方を意識してみてください。

調子が悪いからといって、うつむいて背中を丸めて歩いていると、気道が狭まり、呼吸が浅くなり、自律神経のバランスが乱れて血流が悪くなり、心も体もどんどん悪いほうに向かってしまいます。

また、「時間がない」と、焦ってバタバタ歩くのも禁物です。バタバタ歩くことによって、残念ながら、その日一日の自律神経のバランスはかなり悪いものになってしまうからです。

つまり、美しい姿勢でゆっくり一定のリズムで歩くということは、一日を快適にスタートできるだけでなく、その日一日の成功・不成功さえ左右する大事なことなのです。

歩き方の重要性については、タイガー・ウッズ選手の歩き方を例によく解説します。

以前、石川遼選手がタイガー・ウッズ選手と初めて一緒にプレイをしたとき、記者に感想を聞かれて、こうコメントしていたことがありました。

「もっとも影響を受けたのは、タイガーの姿勢の美しさでした。スイングのときも歩くときも背筋がピンと伸びていて、ぜひ見倣いたいと思います」

私はその記事を読み、誰に教えられるでもなくタイガー・ウッズ選手の歩き方に着目した石川遼選手の非凡さに感心したものですが、石川選手の感じとったとおり、タイガーの強さはまさにその美しい歩き方にも大きな鍵があるのです。

見事な最終ラウンドの詰めで、強いタイガー復活の兆《きざ》しを大いに見せてくれた二〇一二年の全英オープンでもそうでしたが、調子のいいときのタイガーの歩き方は本当に優雅で美しい。背筋が伸びた状態で、おへそ＝腰骨からゆっくりと前に出すようにゆっくり一定のリズムで歩いています。

あれこそが、自律神経のバランスを整える理想的な歩き方なのです。

あの歩き方によって、タイガーは自らの自律神経を高いレベルで整え、結果、細胞のすみずみまで質のいい血液を流し、どんな局面でも自らの最高のパフォーマンスを引き出しているのだと思います。

ですから、みなさんもぜひ、この美しい姿勢での「理想の歩き方」を日常生活の中で意識していただけたらと思います。

美しく歩くことは、美しい人生を開いてくれる鍵でもあるのですから。

ポイント

朝の歩き方が、その日、一日の自律神経のバランスを決める！
背中を丸める、バタバタ歩くは厳禁

調子の悪いときほど「上を向く」

ストレスや心配事など、何か嫌なことがあって、心が暗くなる。そういうとき、人は知らないうちに、うつむいて、背中を丸めてしまいがちです。

でも、自律神経的にいうと、それはまったくの逆効果です。

なぜなら、うつむいて背中を丸めた姿勢をとると、途端に気道が狭くなります。すると、呼吸が浅くなり、自律神経のバランスはますます乱れて悪くなってしまう。さらに副交感神経の働きが下がるので、免疫をつかさどるリンパ球の中のナチュラルキラーセルもどんどん減り、結果、気分が落ち込むだけでなく、風邪をひいたり、体調まで崩してしまうからです。

ですから、調子の悪いときほど、上を向くことです。

上を向くと、気道がストレートになり、呼吸がゆっくり深くなります。すると、副交感神経の働きが上がり、自律神経のバランスも安定し、心も体もどんどんすっきり落ち着いた方向に向かってくれるからです。

「上を向いて歩こう　涙がこぼれないように」

私のいちばん好きな歌、今も世界中で愛されている『上を向いて歩こう』（作詞・永六輔、作曲・中村八大）という歌は、自律神経的に見ても、本当にすばらしい真理を歌っている名曲なのです。

とはいえ、本当に落ち込んでつらいとき、すぐに「胸を張って、上を向いて元気に歩き出す」というのは、なかなか難しいと思います。

でも、どんなに大変でも、時間がなくても、ちょっとあごを上げるぐらいなら、誰でもできます。ですから、私は「調子の悪いときほど、上を向いてください」とよくいっています。

「そんなことで、本当にそれほど体と心の状態が変わるの？」と疑問を持つ人もいるかもしれませんが、実験の結果でも、これは間違いのない事実なのです。

上を向いて、気道を開く。すると、呼吸をしたときに肺に入ってくる酸素の量が増

落ち込んだときほど上を向く

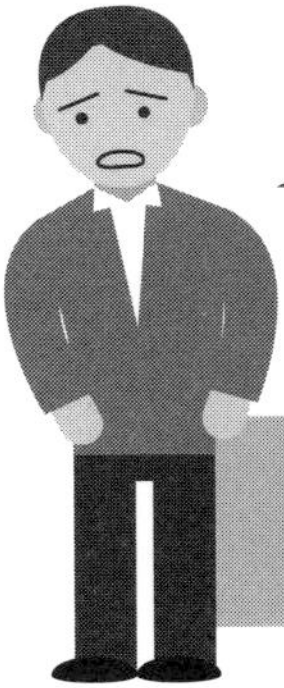

うつむいて、
背中を丸めるのはNG

呼吸が浅くなり、
自律神経のバランスが崩れてしまう

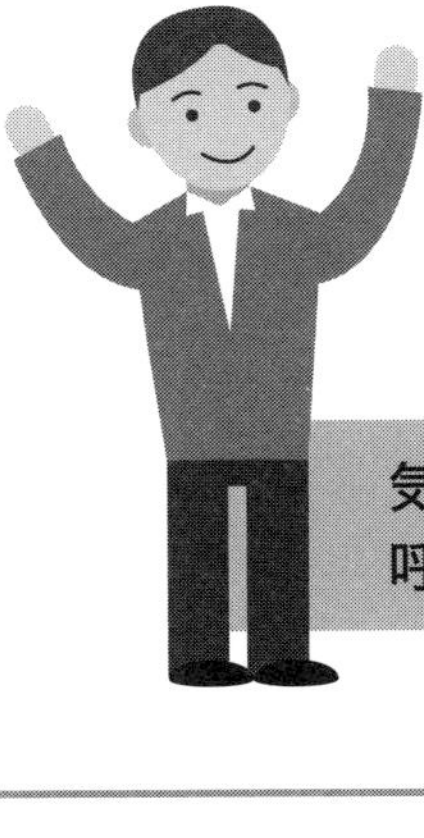

調子の悪いときほど
上を向く

気道がストレートになり、
呼吸がゆっくり深くなる

えます。その結果、一瞬で、末梢の血管が拡張し、細胞のすみずみにまで血流とともに、酸素と栄養が行きわたり、自律神経は安定して、体全体の働きがよくなる。つまり、体にとりこむ酸素の量が変わるだけで、一瞬で、体中の末梢血管の状態が変化し、体も心もいい方向に変わるのです。

逆に、うつむいて背中を丸めると、気道が狭くなり、肺に入ってくる酸素の量が減ります。すると、私たちの体は、大切な脳に優先的に酸素を送るために末梢血管を収縮させる。結果、自律神経は乱れ、体はいわゆる低酸素状態になり、感覚が鈍くなったり、末端が冷えたり、しびれたりという状態を引き起こしてしまうのです。

そんなふうに、私たちの体は本当に繊細で敏感なものです。ですから、ぜひその繊細な体を大切にするために、「イライラしたり、焦ったり、落ち込んだり、調子の悪いときほど上を向く」ということを日常の中で習慣化して、健やかで幸せな人生を手にしていただければと思います。

ポイント

調子の悪いときには、胸を張るのもツラいはず。せめて、あごを上げて、上を向こう

「ゆっくり食べる」で、太りにくい体に

昔の人が、「ゆっくり、よく嚙んで食べなさい」と言っていたのは、自律神経的にもまったく正しいことです。

また近年、さまざまな美容法でも、「よく嚙んで食べる」ことが美しく痩せるコツだと強調しています。たとえばアーティストのマドンナが愛好していることで知られるマクロビオティックという食事法でも、「何を食べるか」ではなくまずは「よく嚙む」ことを非常に重視しているそうです。

ゆっくり、よく嚙んで食べると、まずは表情筋がやわらかくゆるんでくれ、副交感神経の働きが高まります。さらに、食べ物をゆっくり嚙む、その咀嚼《そしゃく》のリズムも、副交感神経の働きを高めてくれます。

そして、副交感神経の働きが高まると腸の働きも高まりますので、腸も元気に健康になるということなのです。もちろん、便秘も改善します。

しかも、ゆっくり食べることは、ムダな暴飲暴食も防いでくれます。ゆっくり、よく嚙むことで、表情は優しく柔和になり、自律神経が安定する。結果、心まで楽しく安らかになって、いわゆるストレスからくるドカ食いも防いでくれます。

また、ゆっくり食べることは、太りにくい体に変える効果もあります。

腸の働きが高まると、必要な栄養素はとりいれ、不要なものは出す、つまり消化吸収の機能が高まります。そうすると、質のいい血液が肝臓にいくようになりますので、肝臓の機能が高まり、代謝も高まります。

つまり、**ゆっくり食べることは、腸を元気にするだけでなく、美容と健康にも欠かせない**ことなのです。ちなみに、早食いの人にメタボが多いというのも、じつはこのメカニズムのせいです。

ですから、ぜひこれからは、食事も、「ゆっくり、楽しく食べる」を意識していただければと思います。

ポイント

食事も「ゆっくり」が大事！　暴飲暴食を防ぎ、腸の働きも高まる

↙手帳をきれいに書くと、予定どおりに物事が進む

以前よりはだいぶ少なくなりましたが、いまでも「手書きで何かを書く」というシーンは日常生活の中でけっこうあるものです。たとえば、宅配便の宛名を書くとき、クレジットカード払いでサインをするとき、あるいは、何かの申込書に住所や電話番号を記入するとき、などです。

こういうとき、ついがーっと雑に書いてしまっていませんか。

ビジネスレターなどでなければ、汚い字で書いたとしても何か損をすることはないでしょう。でもできれば、**少しだけ「ゆっくり」を意識して丁寧に書く**ようにしてみましょう。そうすると自律神経は確実に安定します。また、書き損じも減るので、かえって時間節約になることも少なくないのです。

私がイギリス留学時代に出会った自律神経の達人たち、すばらしいドクターたちも、診察後にカルテに何かをしたためるとき、いつも、本当にゆっくり、しかも誰が読んでも一目でわかるように、簡潔に整理しつつ書いていました。彼らのカルテの書き方は、「セブンライン」といって、その患者さんについて、必ず七個、重要なことを書き込みます。そして、そこに番号をふっていくのです。こうすることで、その内容が、頭のなかで整理され、意識のなかにもしっかり残ります。番号は重要度順にふる必要はありません。番号をふる、その行為によって、頭のなかがクリアーに整理される、それがポイントなのです。

そんな彼らのカルテの書き方に感心して以来、私は手帳に予定を記入するとき、できるだけゆっくり、きれいに書く、ということを心がけています。

これは本当に不思議なのですが、そうやって手帳の予定欄をきれいに記入すると、予定どおりにスムーズに物事が進みます。逆に、**予定をがーっと乱暴に書いた日というのは、スケジュールが乱れ、うまくいかないことがほとんど**なのです。

ですから、最初はちょっと面倒だなと思っても、一瞬、「ゆっくり」を意識して、きれいに丁寧に、スケジュールやToDoを手帳に書くようにしてみてください。そうすると、効率的な段取りというのを自然と考えるようになりますし、自律神経も整いますので、物事がとてもスムーズに、まさに「ゆっくり、早く」進むようになるのです。

詳しくは第4章で述べますが、きちんとした時間管理は自律神経を整える最高のコツです。手帳がきれいになったとき、みなさんの自律神経は整い、無駄な時間も減り、生活リズムも必ず「ゆっくり、早く」になっているはずです。

ポイント

字も「ゆっくり」丁寧に。特に手帳を書くときに心がければ、それだけでスケジューリングがうまくいく

不測の事態が起きて、焦ってしまったときの秘策

ただ、予定や段取りをしっかり組んでいても、仕事にはどうしても不測の事態やトラブルがつきものです。気持ちがそわそわしてしまって、どうにも落ち着けないときもあるでしょう。そんなとき、呼吸は当然浅くなり、自律神経のバランスも大きく乱れます。

たとえばある日の朝、「A」という問題が起こった、という電話が突然かかってきて、その後のなりゆきは夕方になるまでわからないとします。

もしこのとき何もしないと、その日は朝から夕方までずっとその「A」のことが気になって気になって、仕事が手につかなくなってしまいます。そして、「ああ、嫌だな、どうなるんだろう?」という暗い気持ちを抱えたまま、その日一日を過ごすことになっ

てしまうのです。

さらに夕方になって入った連絡が、「なんだ、その程度のことですんだのか」というものだったりすると、逆に気分が落ちこむことも。「それだったら、この仕事もできたのに、あの仕事もできたのに……。ああ、一日を無駄にしてしまった」と後悔することになるからです。


こうした事態を避けるために私自身が実践しているのが、**「何か問題が起こったら、その後に起こりそうなことと、その対応策をすべて紙に書き出す」**ということです。

先ほどの例でいえば、電話を切ったあと、まずなんでもいいので紙と筆記具を用意します。そして五分間、机の前に座って、

「Aが起きたことでどんな事態が起きそうか。まず軽いところではBだな。この場合はCという対応で十分だろう。その次に考えられるのがD。これはちょっと厄介だけど、Eでいけばなんとか収まるだろう。最悪のケースはFだな。これが起こってしまった場合はかなり困るなあ……（しばし考える）。でも、そうなったら腹をくってGという対応をしよう。命をとられるわけじゃない。まあなんとかなるさ」

というふうに、「A」によって起こる事態を自分なりにシミュレーションし、その

対応策を紙に書き出していくのです。

人間というのは不思議なもので、そうやって紙にすべて書き出すと、「今はここから先はもう考えてもしょうがないな」と気持ちを切り替えられるのです。

そうすれば、もう大丈夫。その時点で、自律神経は整い、頭も切り替わり、夕方までの時間、別の仕事に集中できるようになります。

しかも、朝の時点で最悪の結果に対する対策も考えていますので、それよりもましな結果であれば、「なんだこの程度か」と楽勝で対応できる。逆に、最悪の結果であったとしても、それはもう想定内のことですから、やはりあわてずに対応できるというわけなのです。

つまり何か事が起こったときに、いったん座って「対応策をゆっくり紙に書き出す」というのは、自律神経のバランスを整える秘策であるだけでなく、究極の危機管理でもあるというわけなのです。したがって、一日に何度も重要な案件を判断しなければいけない方ほど、試していただきたいことです。

また、これは仕事だけでなく、人生のあらゆる問題において有効なノウハウです。たとえば、医者から「ガンの疑いがある」といわれて検査を受け、その結果を待っているとします。そういうときはやはり紙と筆記具を用意して、

「良性だったらこう。悪性だったら、まずこうする。それでこのレベルだったらこうして、このレベルだったらこうして。さらに……」

というふうに、やはり起こりうることのシミュレーションとその対応策を書き出していくのです。そうすると、頭のなかだけでごちゃごちゃ考えていたときよりは、不安な気持ちが軽減されるはずです。

考えてみれば、人生というのは問題の連続です。それでも、**このノウハウを日頃から訓練していれば、けっこう気持ちよく生きられる。**したがって、これができる人は、仕事もできるし、人生の達人にもなれると私は思っています。

ポイント

トラブルが起きたときも「ゆっくり」が効く！落ち着いて、対応策を書き出すと、気持ちを切り替えられる

組織の中でいかに自分のペースを作り出すか

いくら、「自分のペースで、ゆっくり動くことがいい」とはいえ、組織の中に身を置いていると、やはり自分のペースだけでは動けないこともあります。

けれども、長い目で見ると、人のペースでばかり動いている人は、結局、疲れてしまう。そして、せっかくの才能を発揮できずに、失敗したり、挫折したりしてしまう――。才能豊かで有望な若い人たちを見ていても、それで残念なことになっている人がかなりいます。

どんなにタフな人でも、**ずっと他人のペースで動いていたら疲労困憊《こんぱい》してつぶれてしまいます。**ですから、やはりその組織の中で、一見、他人のペースに合わせているように見せながら、その中でどうやって自分のペースを作り出すかというのが、大事になってくるのです。

そして、その鍵も、一瞬の「ゆっくり」＝自律神経の安定なのです。

上司の言うままに、上司のペースで動いている人の動きは、一見、ものすごく働いているようだけれど、バタバタしています。だから、無駄やミスも多いし、その人自身も非常に疲れを感じています。

一方、同じように上司からお小言を言われながら忙しく働いていても、どこかで

「ゆっくり」を意識し、自分のペース＝自律神経の安定を意識している人は、よく見ると、動き方が違います。一見、ゆっくり遅いようだけれど、着実に仕事をこなしているのです。周りの動きもよく見えていますから、人のペースを見て、先手を打つこともできます。ですから、無駄もミスも少なく、疲労度も軽くてすむのです。

このように、同じ仕事をしていても、意識の持ち方ひとつで雲泥の差が出てきます。ですから、とくに若い人たちにはぜひ、自分のペースを組織の中でいかに作り出すか、ということを意識していただければと思うのです。

一方、経営を担う方々には、社員が自分のペースで仕事ができる環境を整備することがいかに大切か、ということを知っていただきたいと思います。ワークスアプリケーションズという会社が「『働きがいのある会社』ランキング」（2012年／GPTWジャパン主催）で、グーグルについで二位にランクインしたのも、同社の牧野正幸CEOがそういう考えを持っているからです。若い人が本当に実力を出せるように、自分のペースで仕事ができるようにする。その代わり、成果を出さなければダメですよ、と。そういうシステムを社内に作っているからです。

そして、これからはそういう企業でないと伸びていかないのではないかと、私は思っています。よく、「若いうちは経験が大事なんだから、とにかく動け、何も考えないで動け」と言う人がいますが、若い人を家来や駒のように使っていては、せっかくの人材をダメにしてしまうと思うのです。

しかし残念ながら、これまでの日本企業はそういう傾向が強かった。それで、自分のペースではなく人のペースで仕事をしてしまう人が多くなり、ひいては自分の頭で考え、行動することができない人間ばかりを育てるようになってしまったのではないでしょうか。そこはぜひ、若い人たちを育成する立場にある私たち大人が見直すべきところだと、今あらためて強く思うのです。

ポイント

他人のペースで動くのではなく、自分のペースを作りだすことが重要

焦ったときや緊張したときは「手を開く」

「ゆっくり」からは少し話が逸《そ》れますが、トラブルやパニックのときの有効な対処法についてい触れておきましょう。

昔から、緊張したときは肩の力を抜けと言われます。もちろん、それも自律神経的に見て、間違いではありません。でも、じつは肩の力を抜くよりも、「手を開くこと」のほうが、もっと効果があるのです。

何かをがんばろうと自分で自分に活を入れたいとき、私たちはついぎゅっと拳を握りがちです。

でも、いわゆる上がり症の人で、極度の緊張を解きほぐしたいと思われるなら、拳を握るのはおすすめできません。なぜなら、拳を握る、とくに親指に力を入れると、ますます体を緊張状態にしてしまうからです。

なぜ親指に力を入れると、緊張がより増してしまうのでしょうか？　これは私の仮説なのですが、おそらくぎゅっと拳を握ることで親指の血流が低下し、それが副交感神経の働きを下げてしまうからだと思います。なぜなら、実験でも、親指を中に入れて拳を握ったときのほうが、親指を外に出して握ったときより、副交感神経の下がり方が大きいからです。

また、腕相撲でも、相手に空いている方の手の親指を折り曲げてもらって勝負すると、相手のほうがそうとう腕力が上でも、驚くくらい簡単にこちらが勝ててしまいます。つまり、相手の親指に力を入れさせることで、相手の自律神経が乱れ、相手は、

緊張した時は、手を開く

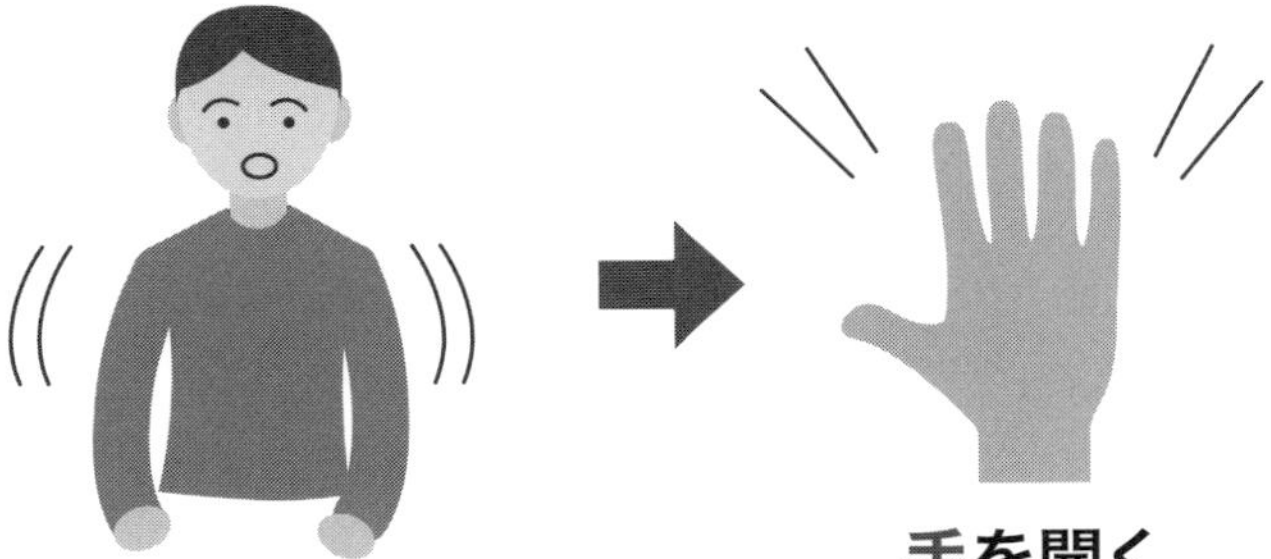

肩の力を抜くよりも

手を開く
ほうが効果的

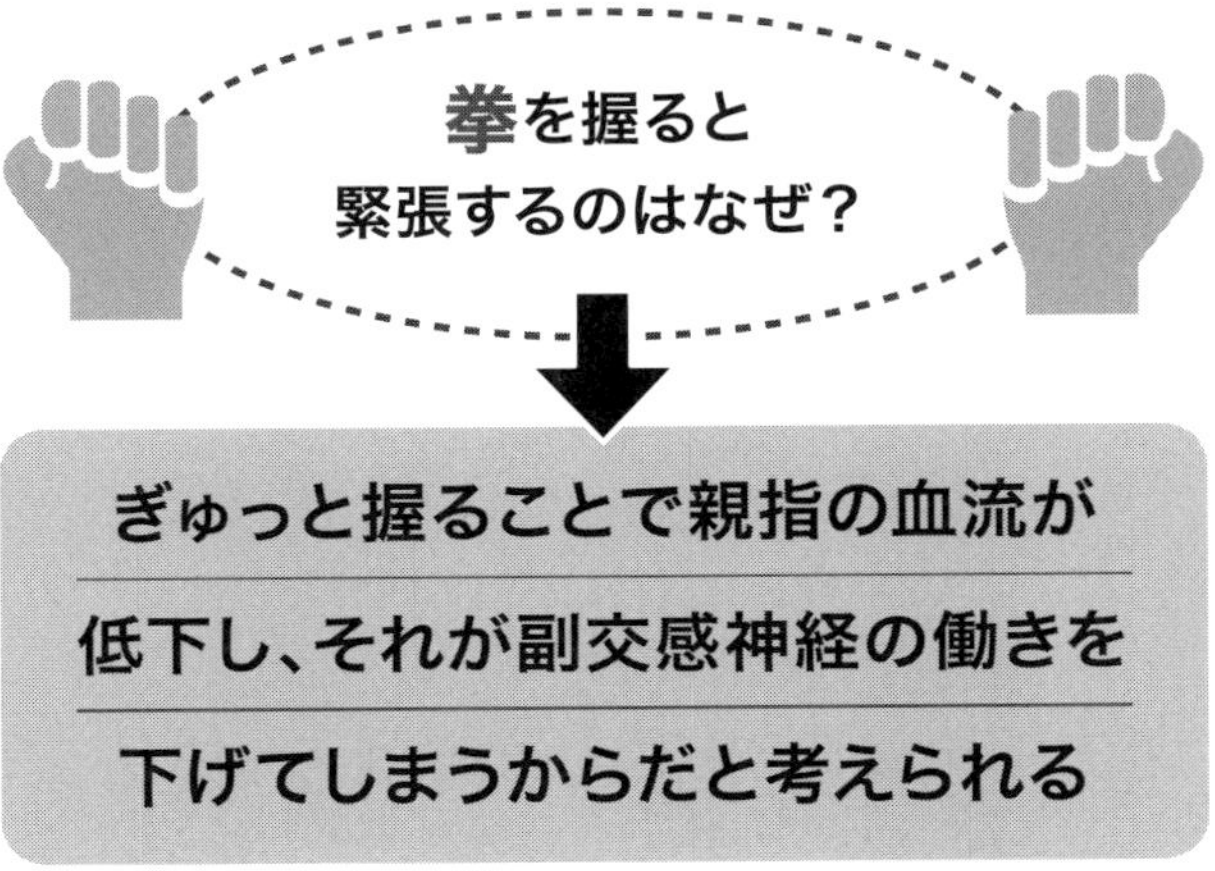

ぎゅっと握ることで親指の血流が
低下し、それが副交感神経の働きを
下げてしまうからだと考えられる

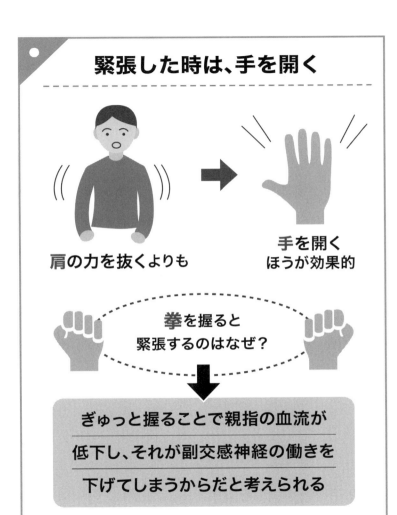

力をフルに発揮できなくなってしまうのです。

ですから、空手の達人は、決して拳を固く握りません。軽く指を曲げる程度で相手に当てる瞬間だけ、拳に力を入れます。中国武術でも、拳を握るときは、必ず親指を外にして握ります。さらに、ゴルフでも、クラブを親指で強く握るのはタブーとされています。

そういうふうに、武術やスポーツでの「技」も、おそらく長年、練習を繰り返すなか、親指の力を抜くことが、無駄な緊張をとり、最大の力を発揮することだと体得したゆえに編み出されたものなのだと思います。

ですから、みなさんも、これからはぜひ、焦ったり、緊張したときほど、意識してぱっと手を開き、親指の力を抜いてみてください。ちなみに、これは、パニックになりそうになったときも、おすすめです。

ポイント

緊張したときは、肩の力を抜くよりも「手を開く」ほうが効果大

誰もが簡単にできる「１：２呼吸法」

腹式呼吸、丹田呼吸法……ヨガなどの人気も手伝って、今、世の中には呼吸法に関する情報があふれています。

しかし、そういう呼吸法をすぐにマスターできる人というのはあまりいないのではないでしょうか。むしろ、呼吸の仕方を意識するあまり、それが心と体の緊張となって、かえって自律神経を乱してしまっている人のほうが多い気がします。

「では、誰もがもっと簡単にできる呼吸法はないのか」

ここまで読んでそうお考えになった方もいるかもしれません。

私が提唱している「１：２（ワン・ツー）呼吸法」は、１で吸って、２でその約二倍の長さで吐く。基本的なポイントは、本当にこれだけです。

もう少し細かく説明すると、三～四秒間くらい吸って、それから、口をすぼめて六～八秒間くらいかけて口からゆっくり吐く。とくに、吐く＝呼気は、できるだけ「ゆっくり長く」を意識してみてください。

日常生活のなかで、いつでも都合のいいときに、この「１：２呼吸法」を取り入れてみてください。もちろん、立っていても座っていてもＯＫなので、仕事の合間、家事の合間、通勤の電車のなかでもかまいません。

そして、できれば一日三分間をめどに、この「1：2呼吸法」を意識してする時間をつくる。そうすれば、浅くなっていた呼吸が自然にゆっくり深いものに変わり、みなさんの自律神経のバランスは、見違えるように整ってくるはずです。

ちなみに、この呼吸法は、便秘改善にも効果があることがわかっています。私の担当する順天堂大学の「便秘外来」でも、この呼吸法を一日三分間続けただけで、便秘が解消したというケースもたくさん報告されています。ですから、便秘でお悩みの方は、ぜひ、積極的にトライしてみてください。

呼吸法でよく聞かれるのが、口呼吸と鼻呼吸についてです。両者を比較すると、鼻呼吸のほうが望ましいと思います。鼻呼吸は、鼻の粘膜や毛がフィルターになり、空気中の病原菌やホコリをシャットアウトしてくれます。一方、口呼吸では、そのフィルター作用が働きませんし、口の中が乾燥しやすくなり、虫歯になりやすくなったり、消化が悪くなったりしやすいからです。

でも私は**一日三分の「1：2呼吸法」に関しては、鼻呼吸でも口呼吸でもどちらでもかまわない、**と指導しています。鼻か口かを気にしていると、それだけで自律神経のバランスが崩れてしまう恐れがあるからです。これは腹式か胸式かも同様です。

ポイントは、とにかく「1：2」。吐く息をゆっくり長くだけです。イライラしがちなとき、気分が落ち込みがちのとき、パニックになりそうなとき、気楽に1で吸って、2で吐く。本当に、それだけで十分です。そうすれば、みなさんも必ず、一瞬で、「ゆっくり」のリズムに変われるはずです。

ポイント

イライラしたときには、「1：2呼吸法」を実践してみよう

「ため息」の意外な効能

よく「ため息をつくと幸せが逃げる」と言われますが、自律神経的に見ると、じつは、ため息とは、とてもいいものなのです。

なぜなら、ため息をつく前は、必ず呼吸が止まっています。

何か心配事や不安を抱えて考え込んでいたり、極度に根を詰めて作業をしていたり。そんなときに、「はぁ……」と息をゆっくり長く吐くことで、疲労やストレスから滞ってしまっていた血流をよくし、副交感神経の働きを高め、自律神経の乱れを元に戻してくれる。つまり、ため息とは、人間の肉体が持っているすばらしい自浄作用なのです。

実験をしても、ため息をついたあとの末梢血管には、みるみる血流が戻るという結果がはっきり出ています。

逆に、ため息をつきたいのに我慢していると、ますます血流が悪くなり、その結果、頭痛や肩こりなど、肉体的にもいろいろな不調を招いてしまいます。

ですから、これからはぜひ、**「ため息」とは幸せが逃げるものではなく、自分の心と体をリセットし、幸せを呼び込むものだと考えてください。**

そして、仕事や家事などの日常のなかでため息がつきたくなったら、「あ、今、自分の体がサインを送ってくれたんだな」ととらえ、思う存分、「はぁ……」と、長いため息を楽しみながらつく。じつは、それも、「ゆっくり」を日常のさまざまな場面に広げていくための、すてきな秘訣なのです。

ポイント

「ため息」は我慢するほうが、体に悪い。幸せは逃げないので、思う存分ため息をつこう

「ため息」は悪くない！

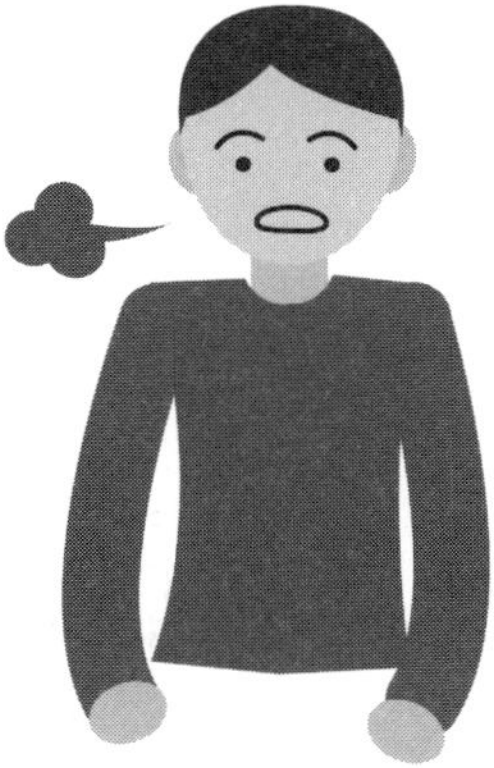

ため息は、

疲労やストレスから

滞ってしまっていた

血流をよくし、

副交感神経の働きを高める！

ため息をついたあとの
末梢血管には、
みるみる血流が戻る

ネガティブな感情も、「ゆっくり深呼吸」で洗い流せる

これまで何度か述べてきましたが、ストレスは副交感神経の大敵です。また、イライラ、怒り、不安、恐怖、嫉妬……こうした、いわゆるネガティブな感情も、副交感神経の働きを下げてしまいます。

たとえば、怒りや嫉妬の炎に燃えているとき、体のなかがどのような状態になっているかといえば、まず圧倒的に交感神経が優位になっています。その結果、血管は収縮し、血流は滞り、血液はどんどんドロドロの状態になっていきます。そして、ついには重大な体の不調を招くようになってしまう――。

というふうに、怒りや嫉妬とは、医学的に見ても百害あって一利なし、心だけでなく肉体的にも、悪いことだらけなのです。

しかも、そういうネガティブな感情は、放っておくと、どんどん大きくなってしまいます。自律神経のバランスが乱れたままですから、視野も狭まり、心はどんどん冷静さを失ってしまうからです。

ですから、もしもみなさんのなかに、嫉妬や怒り、イライラなどの感情が湧きおこりそうになったら、その炎がまだ小さなうちに、ぜひ深呼吸をしていただきたいのです。

もちろん、すぐに「1：2呼吸法」ができれば最高ですが、そうできないときは、とにかく一度、ゆっくり深呼吸をすること。そうすると、怒りや嫉妬で滞っていた血液が細胞のすみずみまで流れるようになり、「あ、この嫉妬やイライラは、自分の体を醜く損なうまでの価値はないな」と、冷静な判断ができるようになってくる。つまり、深呼吸によって、負の感情を洗い流すことができるのです。

イラッときたら、深呼吸。ジェラッときても、深呼吸。日常のなかで、それを心がけることで、みなさんはきっと、何のメリットもない負の感情から解放され、美しく健やかな人生へとシフトチェンジできるはずです。

また、普段からイライラしやすい方、嫉妬しやすい方は、一度、「どういうときに自分がそういう感情を持ちやすいか？」ということを分析してみるのも、おすすめです。

なぜなら、きちんと分析しておけば、そういう状況になる前に、それを極力避けることができるようになりますし、もしも避けられなくても、「あ、来たな！」と、すぐに深呼吸ができるようになるからです。

原因を知ることで、よりよい対処ができる。これは、危機管理の極意でもあります。

しかも、しっかりした危機管理は心の余裕を生みますから、じつはこれも日常のなかに「ゆっくり」の場面を広げていく秘訣のひとつなのです。

ポイント

ネガティブな感情は、ほったらかしにしない。小さいうちに深呼吸で解消する

第4章

「ゆっくり」を続けていくための生活習慣

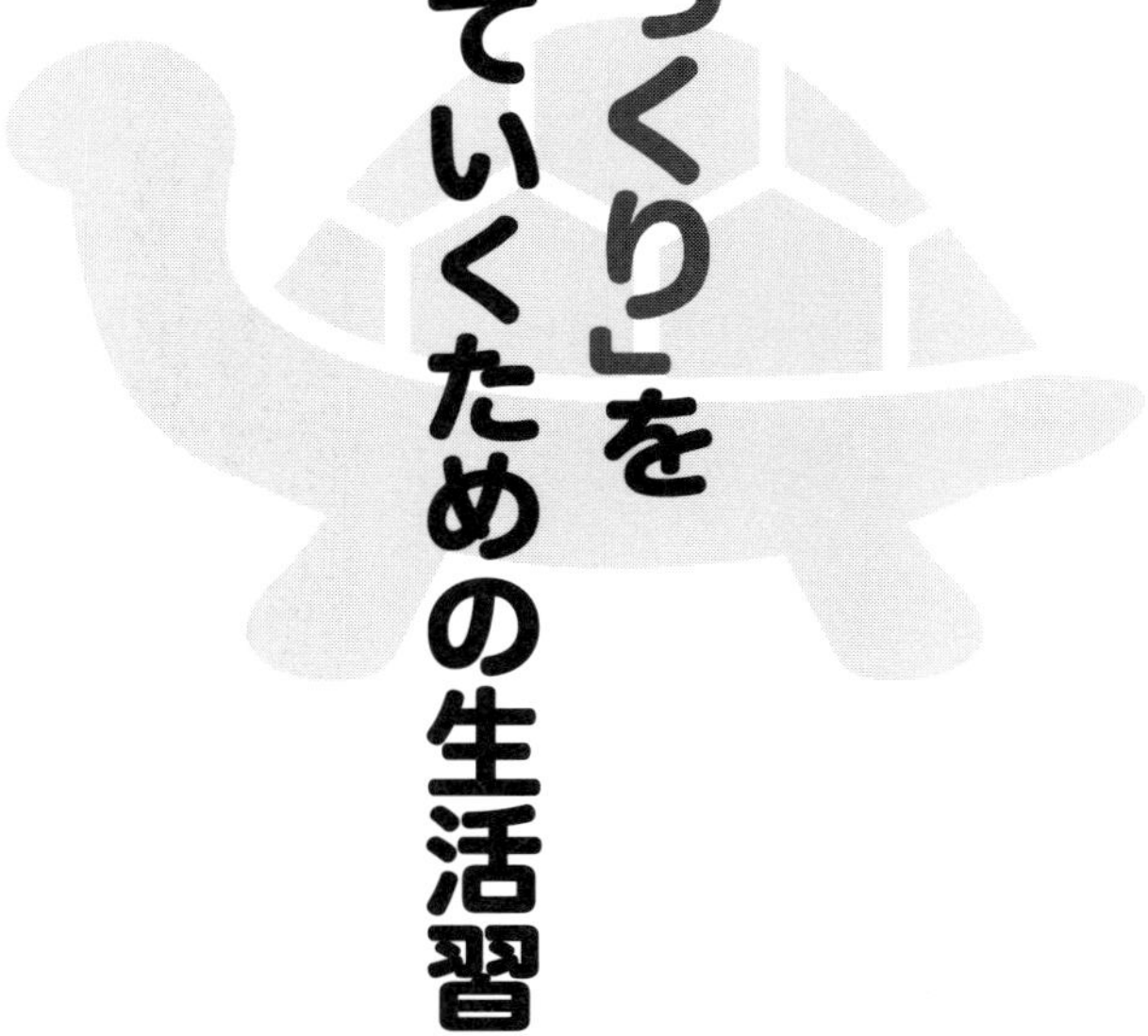

↙「ゆっくり」を始めるは易し、続けるは難し⁉

第1章ではさまざまな動作を「ゆっくり」行うことがいかに大切かを、次の第2章ではそれを実践するためにまず「ゆっくり話す」ことから始めるのが得策であることを、さらに第3章では「食べる」「歩く」といった日常のさまざまな場面にも「ゆっくり」を広げていくコツを述べてきました。

ここまで読んで、すでに「ゆっくり動く」の実践を始めてくださった方もいることでしょう。

そうした一方で、「この時代に、そんなにいつも〝ゆっくり〟の意識を持ち続けられるだろうか」と不安に思った方もいらっしゃるかもしれません。

たしかに、あらゆるものがバタバタとせわしなくなっている現代日本においては、「ゆっくり動く」を始めたとしても、じきにバタバタとした元の動きに戻ってしまうことは大いに考えられることです。

では、どうすれば「ゆっくり」を継続していくことができるのでしょうか。

そのコツは、「ゆっくり」をできるだけ生活習慣のなかに取り込んでいくことです。

幸い、最近の自律神経の研究を通じて、自律神経のバランスによい影響を及ぼす生活習慣とはどういうものかがはっきりわかるようになってきました。

無意識で行っている日々のさまざまな生活習慣を、「意識的」に自律神経のバランスを整える生活習慣、つまり、ゆっくりした動きに変える。

こう書くと、ずいぶんたいへんそうですが、この章で紹介する生活習慣は決して難しいものではありません。

しかも、特別な器具も費用もいっさい必要なし。ただ、「意識」するだけで、誰でもすぐに始められることばかりです。

ですから、今日からぜひみなさんも、これから述べる生活習慣を、毎日の生活の中に取り入れてみていただければと思います。

ポイント

「ゆっくり」を継続するには生活習慣のなかに取り込むことがベスト

「ゆっくり」に変われる朝の過ごし方

「朝の過ごし方」が、その日一日の出来を決める

朝の過ごし方は本当に重要です。

なぜなら、朝の自律神経の状態は長く持続する傾向があるからです。つまり、朝の過ごし方がその日一日のみなさんの自律神経のバランス、ひいてはパフォーマンスや精神状態をも大きく左右するといっても過言ではないのです。

そして、ここでも鍵となるのは「ゆっくり」です。

最近人気の朝ヨガや早朝禅は、自然と「ゆっくり呼吸」になり、その日一日を自律神経のバランスのいい状態で始められるのでおすすめです。ただ、休日の朝ならともかく、平日の朝にそんな時間はとてもない、という人がほとんどでしょう。

「ゆっくり」といっても特別なことをやる必要はないのです。毎朝やっていることを

ゆっくり朝のススメ

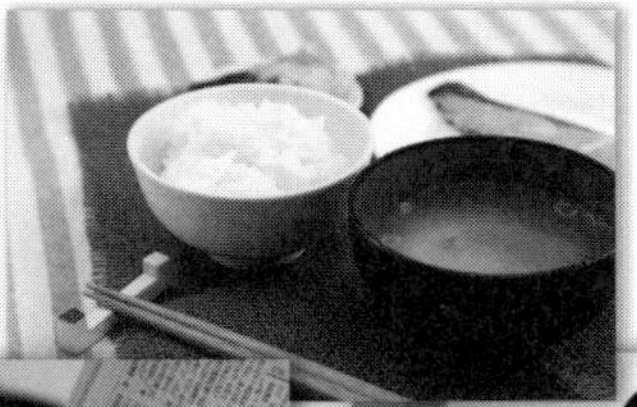

朝食

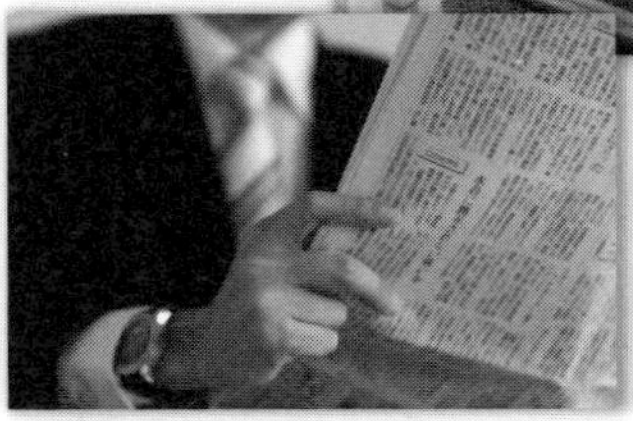

新聞を読む

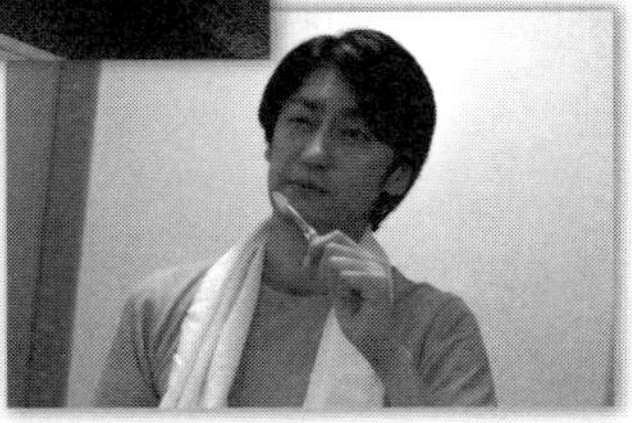

歯を磨く

など、毎朝の習慣をゆっくりを意識してやる

↓

朝の自律神経の状態は
長く持続するので、その日１日を、
よい精神状態で過ごせる！

少し「ゆっくり」を意識してやるようにする。たとえば、**少し早めに起きて、ゆっくり朝食をとり、ゆっくり新聞を読み、ゆっくり歯を磨く。**それだけで、みなさんの自律神経は整い、その日一日がうまくいく方向に変わるのです。

逆に、朝、ギリギリに飛び起きて、朝食もとらずに、バタバタと出かける。そうすると、その人の呼吸は乱れ、自律神経のバランスもかなり乱れてしまいます。そして、一度乱れた自律神経は、よほど意識してリカバリーしないと尾を引きますから、その人は、その日一日をずっと自律神経のバランスが乱れた状態で、バタバタと焦りながら過ごすことになってしまいます。

そうなると、頭も五感の働きも鈍くなって仕事などのパフォーマンスが上がらないばかりか、血流が滞って血がドロドロの状態になるので、肉体の健康という面から見ても非常にマイナスになってしまうのです。

ポイント

朝の自律神経の状態は長く持続する。朝の過ごし方に徹底的にこだわろう

「早起きは三文の徳」は医学的にも正しい

朝はまず、ベッドや布団から飛び起きないことです。

なぜなら、目が覚めても、体はまだ半分眠っている状態ですから、飛び起きると、とにかく自律神経が乱れます。そして、ふらつきがきたり、立ちくらみがしてよろけたり、ギックリ腰になったりと、トラブルも起きやすいからです。

ちなみに私は、朝目が覚めたら、布団の上で寝たままできる、簡単なストレッチや一七一ページのツイスト運動をゆっくり一〜二分間やってから、起きるようにしています。そうすると、呼吸が自然に整い、自律神経も「睡眠モード」から「起きるモード」へとゆるやかにシフトチェンジしてくれますので、起きぬけのふらつきや立ちくらみなども防げるのです。

また、そうやって**ゆっくり起き上がるようになってからは、驚くほど、朝の忘れ物もなくなりました。**昔の私は、鍵を忘れたり、携帯を忘れたり、本当によく忘れ物をしていました。でも、自律神経の研究を始めて、ゆっくり起きることを意識するようになってからは、本当に忘れ物がなくなったのです。

野村克也元監督の「負けに不思議の負けなし」ではないですが、どんな失敗にも必ずその理由＝原因があります。そして、私の忘れ物の原因は、朝の自律神経の乱れにあったのです。ですから、「最近、物忘れが激しくなったな」と思ったら、まずは朝の過ごし方を見直してみてください。

繰り返しになりますが、朝はできればこれまでより三十分早く起きて、布団の上で簡単なツイスト運動などをしてから、ゆっくり起き上がる。それから、外の光を見るために一度、カーテンを開けて、空を見上げる。なぜなら、外の光を見ることは自律神経とダイレクトに関わりのある体内の「時計遺伝子」のズレを整えてくれますし、空を見上げると気道がストレートになり、呼吸も自然に深くなるからです。ちなみに、起きてすぐに外の光を見るというのは、ジェットラグ、いわゆる時差ぼけの解消にも、とても効果があります。

そして、バナナ一本だけでもいいから、朝食をきちんととって、ゆっくり歯を磨く。そのとき、鏡を見ながら、ニコッと口角を上げて笑えば最高です。なぜなら、口角を上げるだけでも、副交感神経の働きが上がり、自律神経のバランスがより整うからです。そうして、ゆっくり支度をして、ゆっくりドアを閉めて出かける——。これだけできれば、本当に理想的な朝の過ごし方になっているはずです。

自律神経が整う「ツイスト運動」

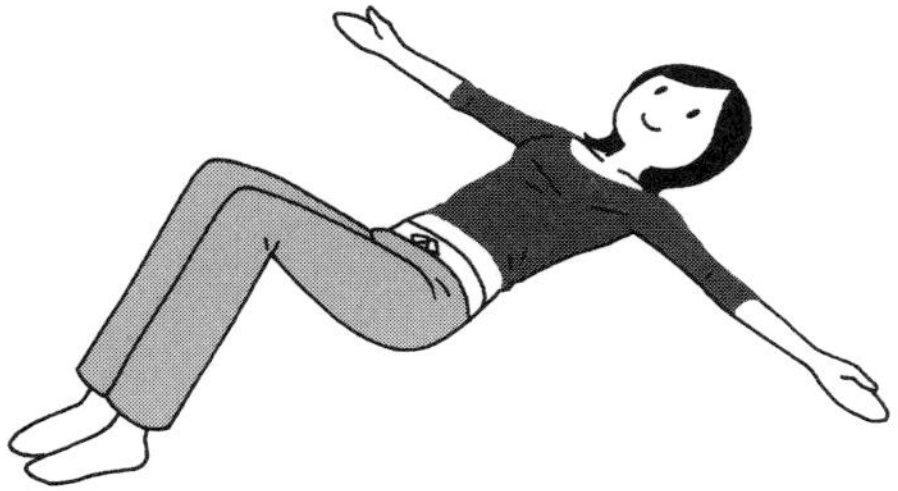

布団の上であおむけになり、ヒザを90度に曲げ、腹筋の緊張をとる。そうしたら、腕を広げ、手のひらを上に向ける。

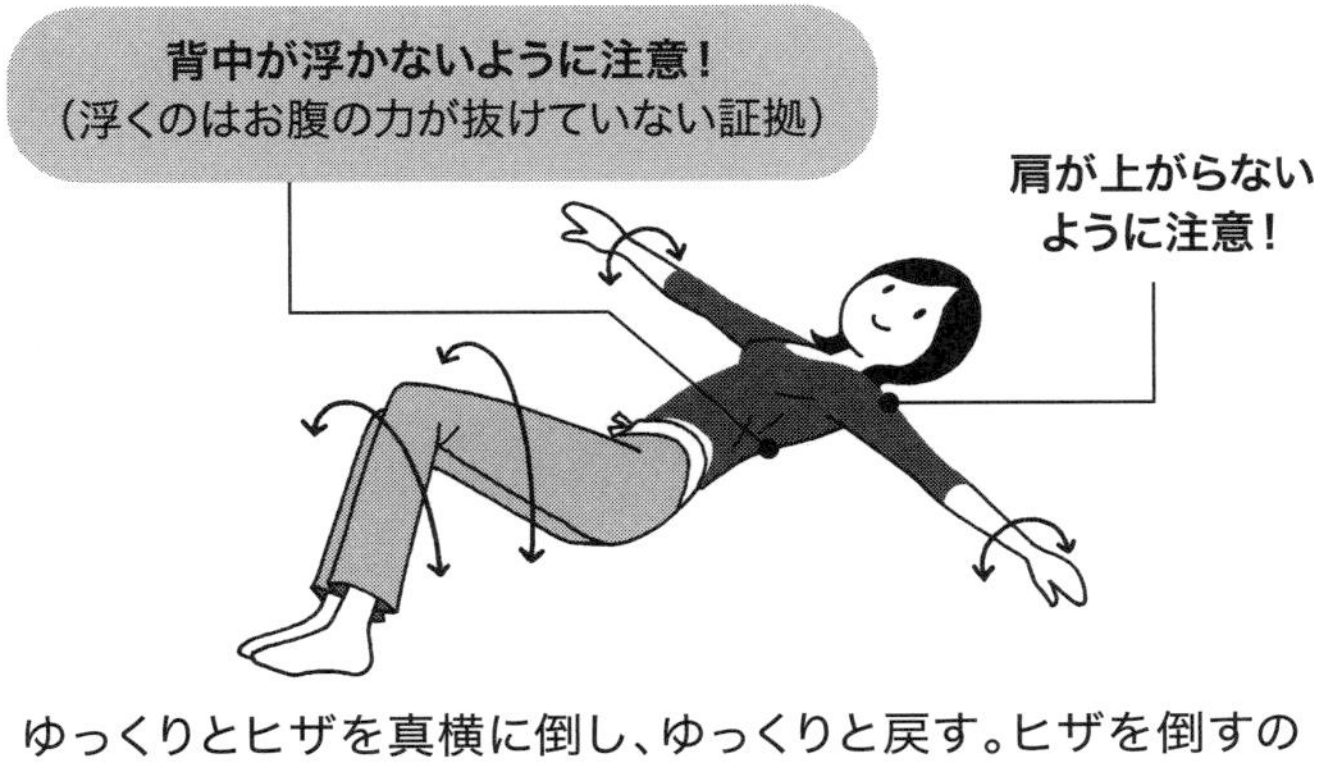
背中が浮かないように注意！
（浮くのはお腹の力が抜けていない証拠）
肩が上がらない
ように注意！

ゆっくりとヒザを真横に倒し、ゆっくりと戻す。ヒザを倒すのと同時に手のひらを下に返し、戻すのと同時に手のひらを上に向ける。また息は、倒すときに吐き、戻すときに吸う。続いて逆側にもヒザを倒し、これをゆっくり繰り返す。

そしてそのための鍵は、「三十分余裕をもって早めに起きる」こと。昔の人が、「早起きは三文の徳」と言ったのは、自律神経的に見ても、たいへん理にかなったことです。昔の人はおそらく、朝の「ゆっくり」＝心の余裕が、その日一日のクオリティー・オブ・ライフを左右することを経験として知っていたのだと、私は思います。

ポイント

今よりも三十分、早く起きる。それだけで自律神経のバランスを整えて一日を始められる

「玄関のメモ」で忘れ物を防ぐ

とはいえ、いくら早起きしようと思っても、それがなかなかできないのが朝というものですよね。前日の夜に遅くまで残業したり、飲みにいったりすると、どうしても朝早く起きられず、ギリギリの時間になってしまう……。

ただ、そういうときでも「忘れ物」だけはなんとしても避けたいものです。

朝、バタバタと家を出て、駅に行く途中で忘れ物をしたことに気づいた――。そんな経験は誰しもあるでしょう。こんなときは、たいていあわてて取りに戻ることになるので、呼吸が荒くなり、自律神経のバランスも乱れます。転んでケガをしたり、もっとひどくなると、「あっ、忘れた、いけない」と思って振り返った瞬間に、アキレス腱を切ってしまったりする……。

たとえ取りに戻らなかったとしても、なんとなく気になったり仕事に支障が出たりして、その日一日の心の余裕＝ゆっくり具合が格段に減ってしまいます。

そこで、**絶対に忘れてはいけないものをメモして、玄関のドアに貼っておく**のがおすすめです。私の場合なら、財布、携帯、時計、鍵、名刺、この五つの頭文字をとって、「サケトカメ」と書いた紙を、玄関の目につくところに貼っています。火の元や戸締り、電気などを忘れやすい方なら、「ヒ、ト、デ」などとメモして貼っておくのもいいでしょう。

朝、玄関で靴を履くときに、このメモを見て、もう一度、カバンの中を確認する。それで、「あっ、そうだ」と、救われたことが何度もあります。

やってみればわかりますが、それほど時間がかかることではありません。少なくとも、バタバタと出かけ、忘れ物をしてあわてて取りに戻るほうがよほど時間の無駄＝

ロスがあるはずです。

出かける直前に、一度メモを見る——。私がこれを実践しているのは、忘れ物を防ぐためだけではありません。じつはこれも「ゆっくり」を継続するためのひとつのコツなのです。

人間は内の世界から外の世界に出るとき、どうしても動きが速くなりがちです。朝せっかくゆっくり起きて、ゆっくり支度をしたのに、ドアを開けた瞬間に一気にモードが切り替わってしまい、気がつくとバタバタと駅まで歩いていた……ということはよくあります。

ですから、ドアというのは、案外とキーポイントなのです。内の世界から外の世界に出るとき、もう一度、「ゆっくり」を意識する。そのためにも、ドアの手前＝玄関での「確認」が大切なのです。

ポイント

出かける直前にメモを見る。
このひと手間が「ゆっくり」を無理なく継続するコツ

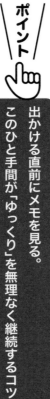

満員電車を不快にしないコツ

自宅のドアをゆっくり開けたら、「ゆっくりと美しく、一定のリズムで」を意識して歩きだします（歩き方については一三四ページを参照）。このときバタバタと歩かなくてもいいように、やはり朝は少し早めに起きたいものです。

また通勤や通学の場合、意外と大切なのが**定期券や財布をすぐ取り出せるようにしておく**、ということです。駅に着いたとき、電車の時間が迫っていたりすると、どうしても早足になります。このとき定期券や財布がすぐに出てこなかったりすると、あせって完全に自律神経のバランスが乱れてしまうからです。

通勤や通学といえば、満員電車も無視することのできない問題です。満員の電車やバスに乗ると、当然、非常にストレスがかかりますから、それだけで副交感神経の働きが下がり、極端に交感神経優位になってしまうからです。

けれども、この満員電車の不快感を軽減することはできます。

たとえば、同じ満員電車に乗るとして、バタバタと急いで飛び乗ると、呼吸が乱れて、自律神経のバランスもさらに乱れてしまいます。暑い夏の日などは汗がどんどん出てきてしまいます。一方、時間に余裕を持って駅に着き、ゆっくりと乗るようにすると、自律神経のバランスはそれほど乱れません。不思議と汗もそれほど出てこないのです。

では、満員電車に乗ってからはどうでしょう。

「身動きひとつできなくなるのだから、ゆっくりを意識してもあまり意味がないのでは？」

そんなことはありません。**「ゆっくり」という意識を持って立っているのと、せかせかとあわてた意識で立っているのでは、同じ満員電車の中で過ごしていても立ち方がまったく違う**のです。

ゆっくりの意識で立っていると、自律神経のバランスが整って、周りもよく見えていますから、カバンの位置ひとつを直すのでもゆっくり落ち着いて動かすことができます。そうすると、周りに迷惑をかけることなく、いいポジションにカバンを持ってくることができます。

一方、せかせかとあわてた意識で立っていると、自律神経が乱れて、周りが見えなくなっていますから、カバンを動かすときもついバーンと乱暴にやってしまう。そうすると、それがひどいケースに発展すると、他の乗客とトラブルになってしまったり

通勤電車のストレス対策

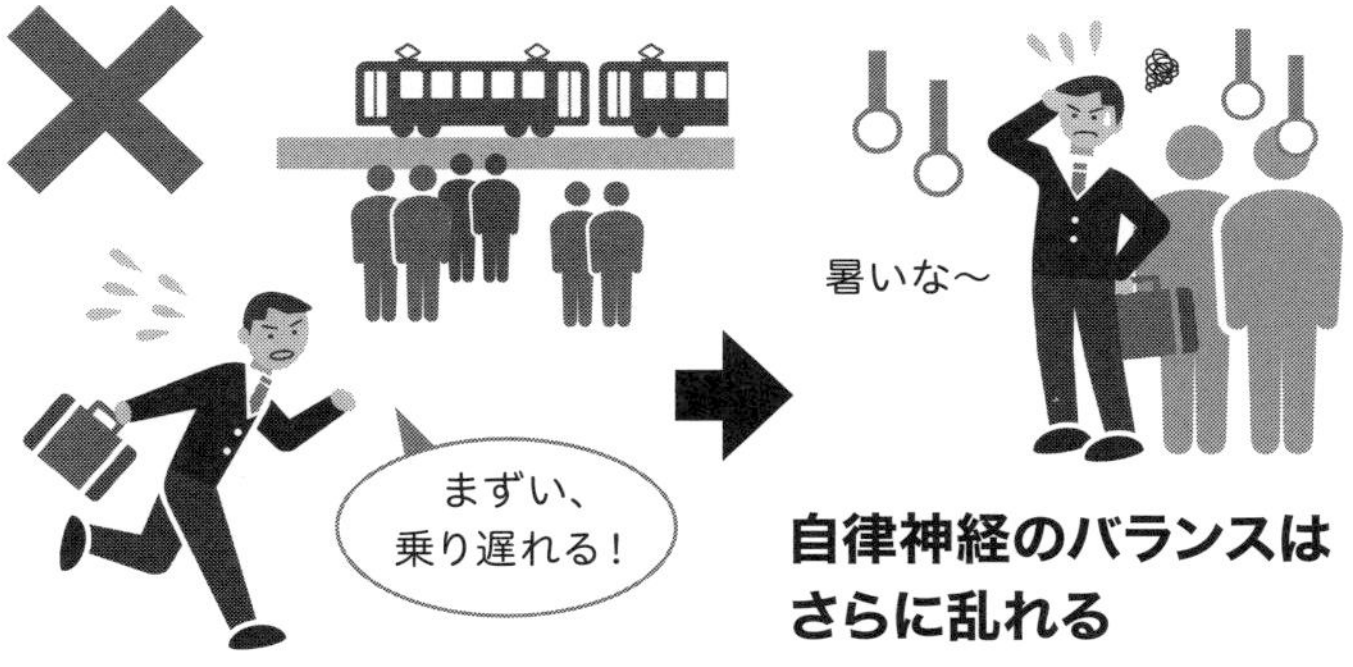

自律神経のバランスはさらに乱れる

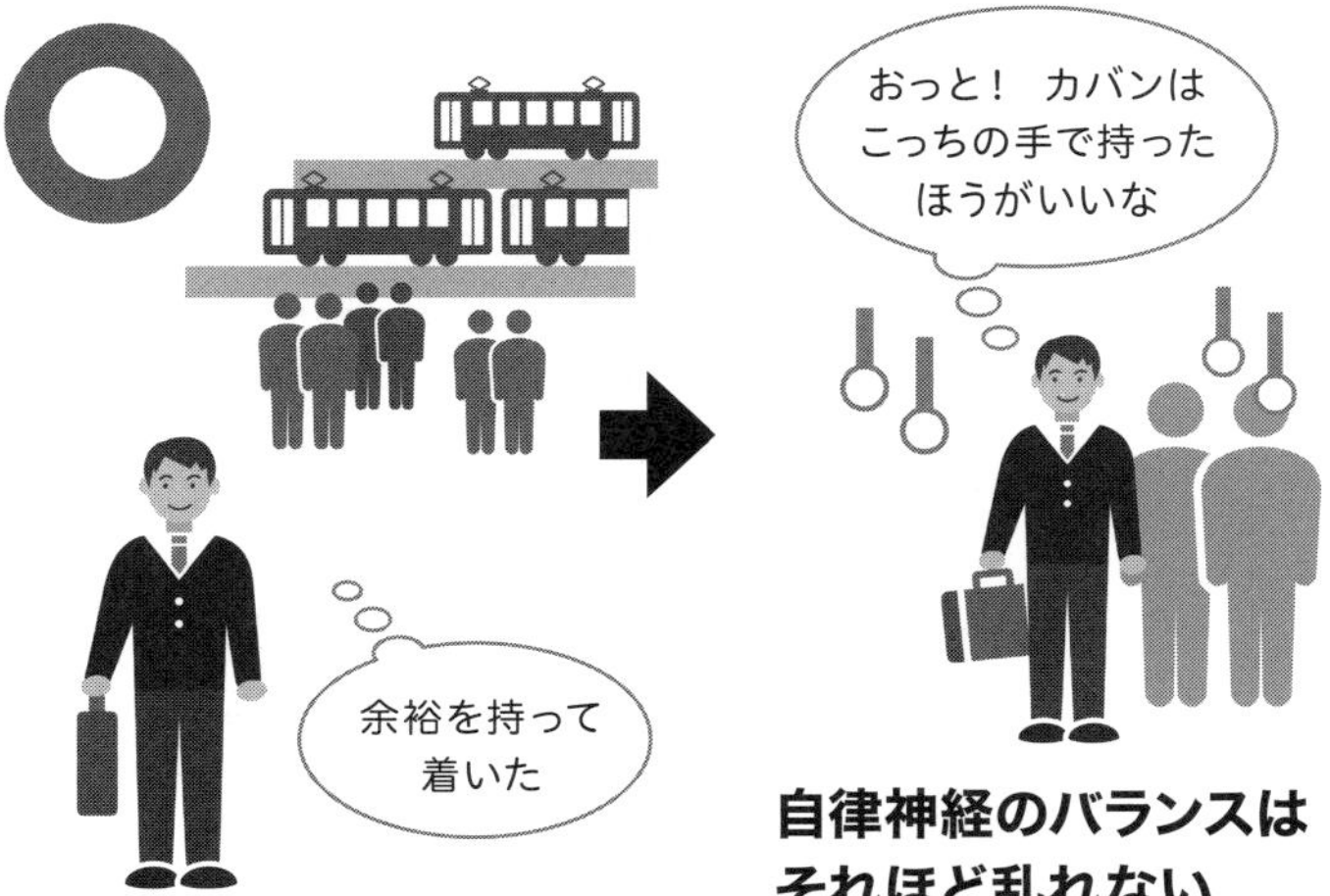

自律神経のバランスはそれほど乱れない

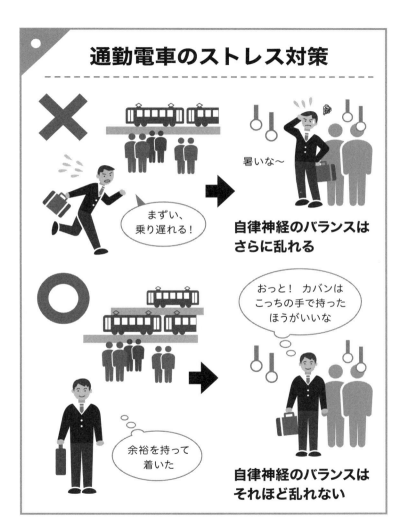

するのです。

本当に不思議なもので、同じ満員電車に乗るという行為でも、一瞬、「ゆっくり」を意識するのとしないのとでは、その人のパフォーマンスの良し悪しがまったく変わってしまうというわけなのです。

意識ひとつだけで、人間はこれだけ大きく変わります。

そして繰り返しになりますが、勝負はなんといっても朝です。

朝、「ゆっくり、早く」を意識して実践できた日は、きっと、その日一日全体がスムーズにいい方向にいくはずです。

ポイント

余裕を持って乗るか、あわてて乗るか、その違いだけでも乗ってからの満員電車でのストレスが変わる

「ゆっくり」に変われる日中の過ごし方

「約束十分前の法則」で心に余裕を

私は、朝三十分早く起きることからはじめて、何事も「三十分前」を意識して行動することをおすすめしています。本当に、たった三十分、時間に余裕を持ってゆっくり行動するだけで、みなさんが思っている以上に、肉体にも精神にもすばらしい効果をもたらしてくれるからです。

逆に、いつもギリギリの意識で行動していると、心にも体にも、つまり人生全般において悪い影響をもたらします。ひどいケースになると、あわてて信号を渡ろうとして車にはねられてしまったり、自転車と正面衝突してしまったりということも起こりかねません。けれども、時間に余裕を持って、ゆっくり歩いたり、動いたりしていれば、周りが見えてくるので、そういう不測の事態も未然に避けられるのです。

ですから私自身も、**外出する場合は三十分前の余裕を持った行動を意識**しています。そして、何事もなく三十分前に目的地に着いたら、その時間をさらなる「ゆっくり」タイムに使います。たとえば、近くのカフェでゆっくりコーヒーを飲みながら仕事の資料を見直したり、手帳を整理したりといった具合です。このゆったり、落ち着いた心の余裕が、自律神経のバランスを整え、自分自身の心と体のパフォーマンスをさらに上げてくれるのを知っているからです。

もしも「三十分」というのが厳しいということであれば、せめて「約束十分前の法則」を、日中の生活習慣に取り入れていただきたいと思います。

出社時間だけでなく、会議やプレゼン、友人との待ち合わせでも、どんな約束も「約束十分前」を意識する。そうすると、心に余裕が生まれ、呼吸がゆっくりになり、副交感神経の働きも上がります。また、思わぬアクシデントがあっても対応できますし、ミスも防げます。たった十分、時間に余裕を持つだけで、みなさんは必ずより仕事ができる人間、より魅力的な人間に変われるはずです。

ポイント

「三十分前行動」が心に余裕を生み出してくれる

↙一日三十分、自分だけの「ゆっくりタイム」をつくる

ゆっくりのなかにも、リズムのある生活を送る。それも、自律神経のバランスを整えるための大事な鍵のひとつです。

そのために私がおすすめしたいのが、一日三十分でいいので、「自分ひとりだけの自由な時間＝ゆっくりタイム」をつくるということです。

たとえば、家事がひと段落した午前中の三十分、趣味の絵を描いて過ごす。あるいは、仕事帰りにお気に入りのカフェによって好きな本を読む。あるいは、家でも、入浴後の三十分、ゆっくり自分の部屋でひとり好きなテレビを観たり、好きな音楽に耳を傾けたりする。

たった三十分ですが、そういう自分だけの自由なゆっくりタイムをつくることで、その日のリズムは断然変わってきます。

なぜなら、その大切な三十分をつくるという意識を持つことで、人は自然に、その他の時間をダラダラ無駄に過ごすことがなくなるからです。

バタバタ、セカセカも自律神経にとって大敵ですが、ダラダラと無為に時間を過ご

1日30分の「ゆっくりタイム」をつくる

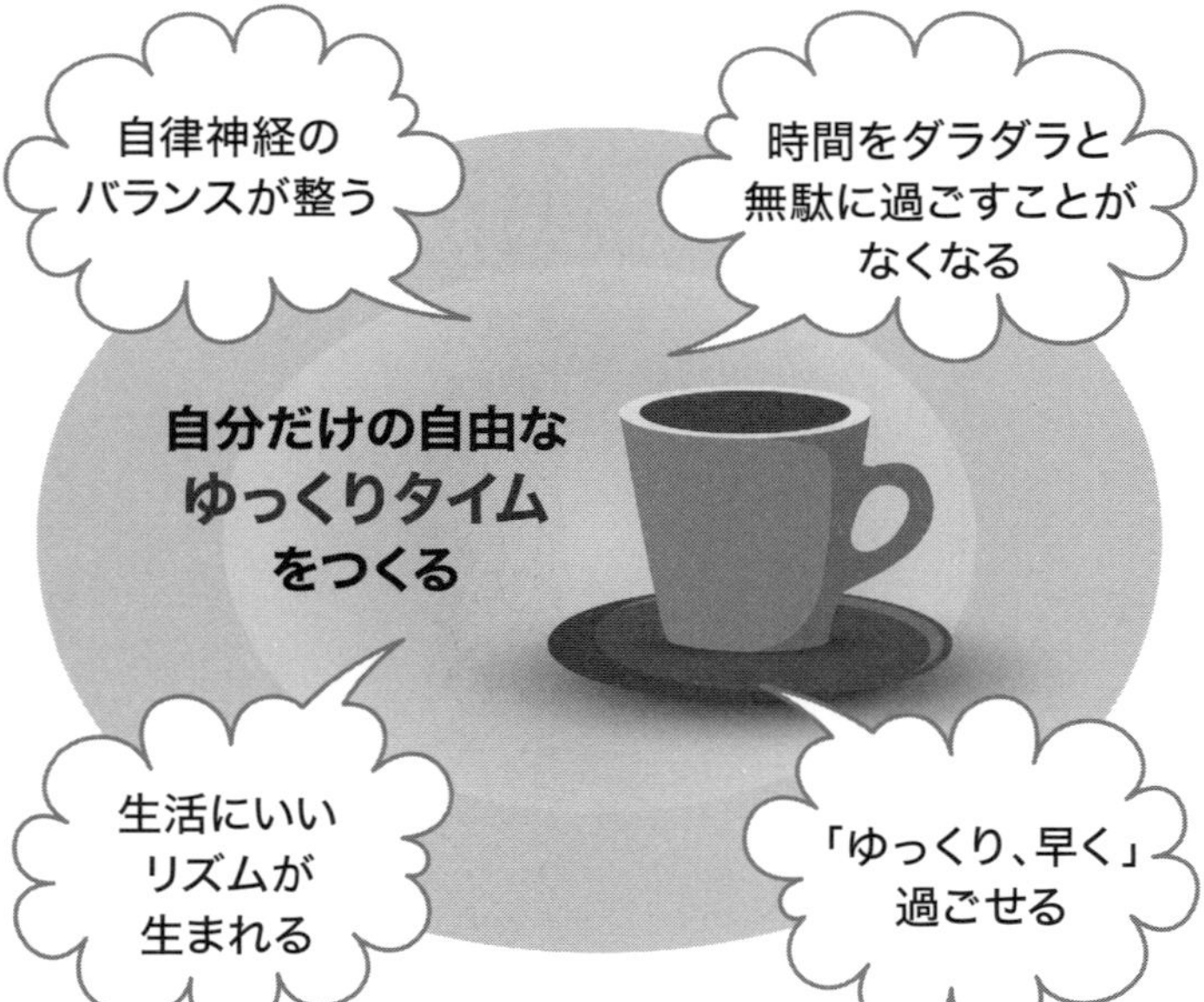

ゆっくりのなかにも、リズムのある生活を！

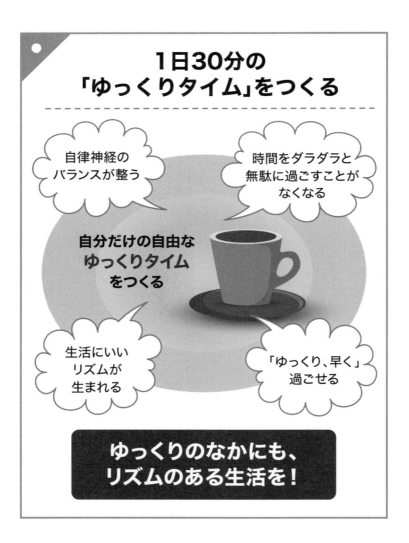

すということも、同じように自律神経のバランスを乱します。理想は、やはり「ゆっくり、早く」です。ゆったりとしながらも、無駄なく軽やかに、リズミカルな生活を送ることなのです。

そして、そこにもっていくための有効な手段が、この一日三十分の「自分一人だけのゆっくりタイム」です。これだけで、生活にいいリズムが生まれるはずです。

ポイント

「ダラダラ」も自律神経のバランスを崩す要因

一週間に一日、早く家に帰る日をつくる

一日に一回、「ゆっくりタイム」をつくることができたら、次は一週間に一回、何も予定を入れないで早く家に帰る日もつくっていただきたいなと思います。

休日以外の一日、つまり平日の一日だけ、夜に何も予定を入れない日をつくる。そうすることで、みなさんの自律神経はとてもいいバランスにリセットされるからです。

私ももちろんそうですが、毎日、無意識に過ごしていると、いつの間にか、いつも時間に追われているような、バタバタ、セカセカした気分になり、生活のリズムもどんどんせわしなくなってしまいます。そうすると、副交感神経の働きが下がり、交感神経が極端に優位になって、自律神経のバランスは乱れっぱなしになってしまう……。

でも、それは現代社会においては仕方のないことかもしれません。そこで、それをうまくリセットするために、一週間に一回、何も予定を入れない、ゆっくりした自分を取り戻し、自律神経のバランスを整える「リセットデイ」をつくることを、おすすめしたいのです。

とはいえ、忙しくて一週間に一日はなかなか難しいという方も多いと思います。それであれば、二週間に一日、あるいは一ヶ月に一日でもいいのです。何の予定も入れない日をつくり、それを手帳に書き込む。人というのは不思議なもので、それをするだけで、なぜか**「ああ、この日はゆっくりできるな」とほっと一息つけて、心に余裕が生まれてくる**のです。

自分で意識してつくったひとりの時間は、自律神経を整えてくれるだけでなく、自分を見つめ直すことができる時間でもあります。

ですから、週に一日、あるいは月に一日だけでもそうした時間を持つことは、その他のすべての時間も、より豊かで充実したものに変えてくれるのです。

ポイント

「何も予定を入れない日」をつくって、自律神経のバランスをリセットする

午後に一回、短いストレッチタイムを

朝の「ツイスト運動」もそのひとつですが、自律神経を整えるのに、軽い運動はとても有効です。また、同じくストレッチも、自律神経を整えるためには、とても効果的です。

そこで、私がおすすめしたいのは、午後に一回、短いストレッチタイムをつくること。そうすることで、その日の前半に、仕事や家事で生じた血液の滞り＝うっ血を解

消することができるからです。

私がおすすめするストレッチは、とてもシンプル。仕事場でもどこでもできる以下の四つのストレッチです。

①体側を伸ばすストレッチ
②上半身を伸ばすストレッチ
③肩甲骨をゆるめるストレッチ
④股関節をゆるめるストレッチ
（詳細は一八八〜一八九ページを参照）

この四つのストレッチ全部で約五分間、それを午後に一回ぜひ、「ちょっとリフレッシュしたいな」「体が重く、頭がぼんやりしてきたな」というときに、やってみてください。

本当に簡単ですが、**その効果は、プロのスポーツ選手たちのお墨《すみ》つき**です。なぜなら、このストレッチは、自律神経のバランスを整える効果が絶大だからです。

時間がなければ、四つ全部をやらなくても、できるものだけでもいいのです。午後に一回、ゆっくりストレッチタイムをつくる。その生活習慣が、みなさんの体を健やかに、そして、その日の午後の仕事のパフォーマンスを上げてくれるはずです。

ポイント

午後のストレッチタイムがいい仕事を生み出す

❶体側を伸ばすストレッチ

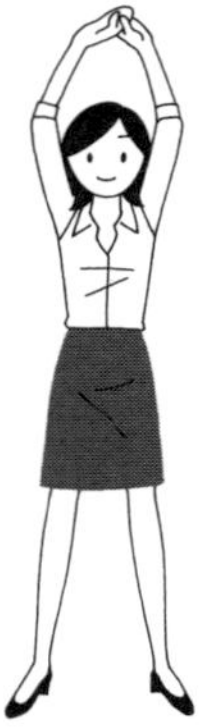

足を肩幅に開き、
両腕を上にあげ、
手の先をもう片方の
手でつかむ。

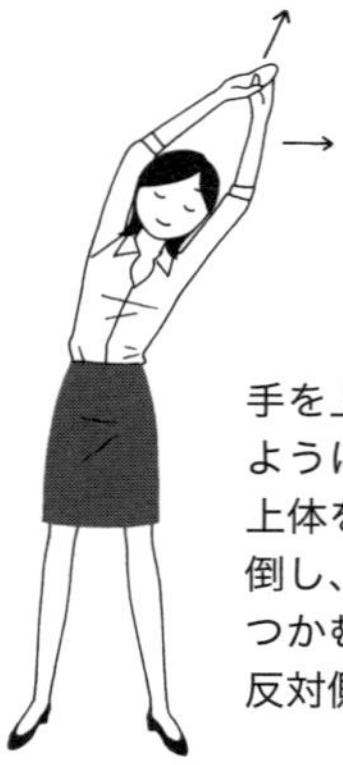

手を上に引っ張る
ようにしながら、
上体をゆっくり横に
倒し、体側を伸ばす。
つかむ手を替えて
反対側も同様に行う。

❷上半身を伸ばすストレッチ

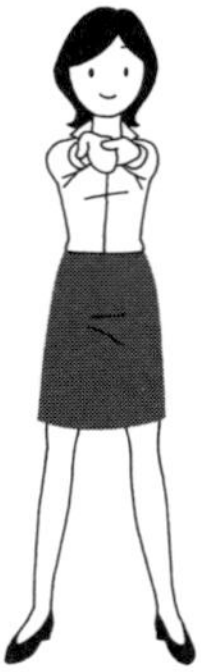

足を肩幅に開き、
両腕を肩の高さまであげて
前にまっすぐ伸ばす。
その状態で、手の先を
もう片方の手でつかむ。

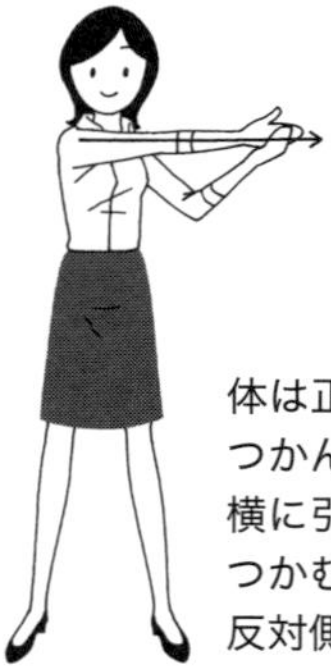

体は正面を向いたまま、
つかんだほうの手で
横に引っ張る。
つかむ手を替えて、
反対側も同様に行う。

❸肩甲骨をゆるめるストレッチ

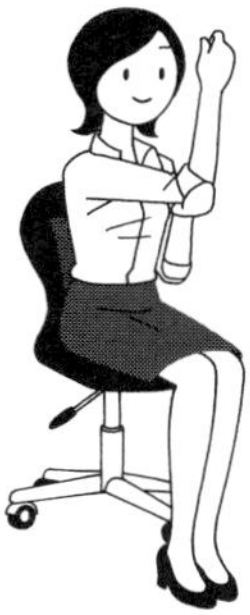

椅子に座り、
手のひらが自分の
顔のほうを向くように
ひじを垂直に曲げる。
そのひじを
もう片方の手で
しっかり固定する。

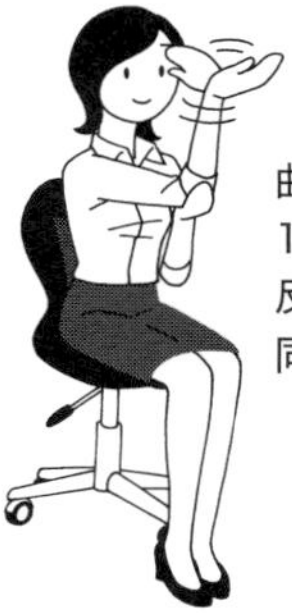

曲げたほうの手首を
10回程度回す。
反対側の手首も
同様に回す。

❹股関節をゆるめるストレッチ

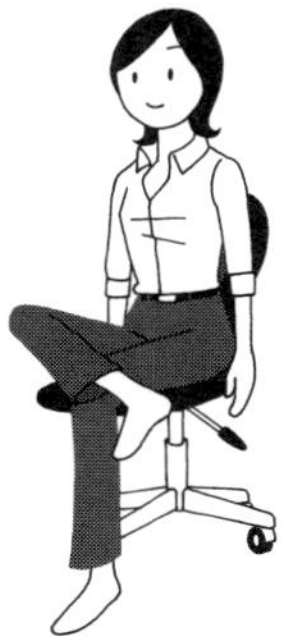

椅子に座り、
足首をもう片方の
足のヒザの上にのせる。

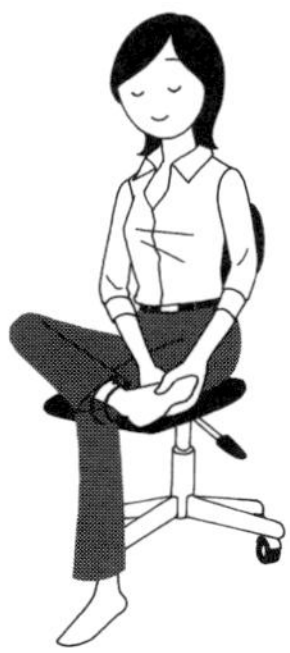

手で足首をつかみ、
ぐるぐると回す。
反対の足首も
同様に回す。

「ゆっくり」に変われる夜の過ごし方

「夕食後の散歩」を習慣にする

自律神経を整えるために軽い運動が大切なことは、これまで述べてきたとおりです。しかし忙しいなか、「スポーツクラブに通う」というのは、なかなか難しいと思います。そもそも、息が上がるような激しい運動は交感神経を優位にしてしまい、副交感神経の働きを高めるという意味では逆効果なのです。

ですから、もしもみなさんが夕食後に時間がとれるとしたら、三十分〜一時間、ゆっくり歩くことをおすすめします。

目安としては、**二キロを三十分のペースで歩く。**これは、かなりゆっくりのペースです。でも、自律神経を整えるためには、これで十分なのです。

「そうは言っても、仕事で疲れているのに、歩くのはもっと疲れる。それだったら、お酒でも飲んで発散したほうがいい」

そう思われる方も多いと思います。

けれども、残念ながら、お酒では、根本的な疲れはとれません。

なぜなら、デスクワークの方が仕事の終わりに感じている疲労は、肉体疲労ではなく、精神的疲労と、血液の滞り＝うっ血だからです。そこでお酒を飲むと、ただでさえ血流が悪くなっている体を脱水状態にしてしまい、ますます自律神経を乱し、血液をドロドロにしてしまうのです（もちろん、楽しみのためにお酒を飲むことを一切やめてくださいというのではありません）。

ちょっと余裕があるとき、あるいは頭が疲れて眠れないというとき、夕食後、ゆっくり一定のリズムで三十分～一時間、散歩する。それを生活習慣にとりいれると、自律神経のバランスは非常によくなります。そうして血流がよくなり、疲れがすっきりとれ、よく眠れる＝質のよい睡眠をとれるようになります。

さらに、夜、軽い運動をすると、首の痛みや肩こり、腰痛なども軽減されることが、研究の結果、わかってきています。そして、じつは、これらも末梢血管の血流がよくなることが要因です。ですから、肩こりや腰痛で悩んでいる方にもぜひ、夕食後の散歩をおすすめしたいと思います。

ポイント

仕事の疲れはお酒では癒えない。むしろ、自律神経をますます乱してしまうことに

翌日の洋服は、必ず前日の夜のうちに用意する

先ほど朝の過ごし方がとても大切といいましたが、その大事な朝にバタバタしないためには、じつは前日の夜の過ごし方も大切。私がおすすめしたいのは、「翌日の洋服は必ず前日の夜に用意をしておく」ということです。

翌日の天気予報とスケジュールを確認し、それにあった洋服を上から下まできちんと用意しておく。もちろんカバンの中身もチェックします。つまり、朝起きて、そのまま洋服を着て、カバンをもって出かけられる状態にしておくのです。

また、**朝というのは脳が冴えて生産性が高いゴールデンタイム。一分でも洋服の用**

意に使うのはもったいないと思います。一方、夜というのは疲れて脳が働きませんから、洋服の用意はそんな夜にやってしまったほうがいいのです。

最初は少し面倒かもしれませんが、慣れてくれれば、かえってそれをしないと気持ち悪くなるはずです。なぜなら、これを三日も続ければ、その絶大な効果が実感できるからです。本当に、夜寝る前のほんの数分間、洋服やカバンの準備をするだけで、朝のバタバタ感がこれほど減るものかと、その効果にみなさんもきっと驚かれるはずです。

自律神経のバランスの整った「ゆっくり」とした朝のスタートのために、翌日の洋服の準備もぜひ夜の生活習慣にとりいれていただければと思います。

ポイント

翌日の用意は、前日の夜に！
ゴールデンタイムの脳の働きを浪費しないこと

一日の終わりに短い日記をつけて心を整理

一日の終わりに短い日記をつける。

これは、ゆっくりのリズムをつくる＝自律神経のバランスを整えるうえで、本当にとても効果があります。

日記を書くと、具体的にどんないいことがあるかといいますと、**「デトックス効果」**です。

人間は生きていれば、嫌なこともあります。毎日いいことばかり、幸せなことばかりではありません。でも、人間とは不思議なもので、それを文字に書き出すと「あれ、これってそんなに大したことじゃないかも？」と少しずつ思えてくる。すると、嫌なことやストレスで乱れていた自律神経のバランスが整うのです。

ですから、日記というのは、過去を書いているような感じがしますが、じつは未来への扉を開くツールなのです。

そして、そんな日記の効果をより高めるためには、書く順番にも簡単なコツがあります。それは、以下のとおりです。

①最初にその日でいちばん失敗したことを書く
②次にその日でいちばん感動したことを書く

以上です。これだけで、みなさんの自律神経は、たとえその日がどんな日であったとしても、本当に見違えるようにいい方向に変わります。

ちなみに、日記のなかでも私のおすすめは、三年分が一冊にまとまっている「三年日記」です。これは私自身も愛用していますが、一日分のマス目もちょうどいいし、さらには三年くらい先のことをイメージできる＝視野が広がるのも、自律神経にとってとてもいいのです。

日記の力をあなどってはいけません。

これまで私がお会いした企業家の方たちもやはり、「日記をつけ始めてから人生も仕事もさらに充実するようになった」と、おっしゃっていました。

寝る前の一時間を充実させることは、本当にみなさんの人生を大きく変えます。そして、そのなかでも、欠かせないのが、明日の洋服の準備と日記だと、私は断言できます。

ポイント

寝る前一時間を変えることが、人生を変えることになる

「質のいい睡眠」をとるためのコツ

睡眠不足は自律神経の最大の敵

自律神経の研究を進めるごとに、睡眠の重要性を痛感させられます。もっといえば、心身の余裕＝「ゆっくり」のリズムを作り出せるかどうかは、睡眠の質にかかっているといっても過言ではないのです。

食事や運動を含め、どんなに体にいいことをしていても、質のいい睡眠がとれないと、その瞬間に、自律神経のバランスは崩れてしまいます。私も若い頃は、若気の至りで、「三日三晩寝なくても大丈夫」ということを誇らしげに語っていたものですが、それは、本当にまったくの誤りなのです。

徹夜して短期的にはうまくいくこともあるかもしれません。しかし、昔話の「うさぎと亀」ではありませんが、長期的に人生で成功を手にするのは、ゆっくり、よい睡眠をとった人なのです。

では、なぜ睡眠不足だと、副交感神経の働きが下がり、心身のパフォーマンスが下がるのでしょうか。

自律神経のバランスは、ほうっておいても、一日のなかで変動します。普通は夕方から夜にかけて副交感神経の働きが上がり、やや副交感神経優位の状態になります。

しかし、徹夜で仕事をしたり、夜更かしをしたり、本来なら副交感神経が優位になる時間帯に交感神経を刺激する＝興奮することばかりをしてしまうと、副交感神経が上がるタイミングを失ったまま、朝の時間帯になってしまいます。

すると、血管は収縮し、体は興奮状態のまま。ですから、横になっても「頭が冴えてよく眠れない、眠りが浅い」という状態になってしまいますし、心身のパフォーマンスも、ガクンと下がってしまうのです。

みなさんも、徹夜明けに、まるで自分がスローモーション映像のなかの人物になったかのように、あるいは、すべての動きがプールのなかにでもいるかのように鈍く遅く感じられた経験があると思いますが、それも、たんに疲労だけではなく、睡眠不足によって副交感神経の働きが下がり、血流が低下し、脳の機能が低下したことから起

なぜ睡眠不足はいけないか

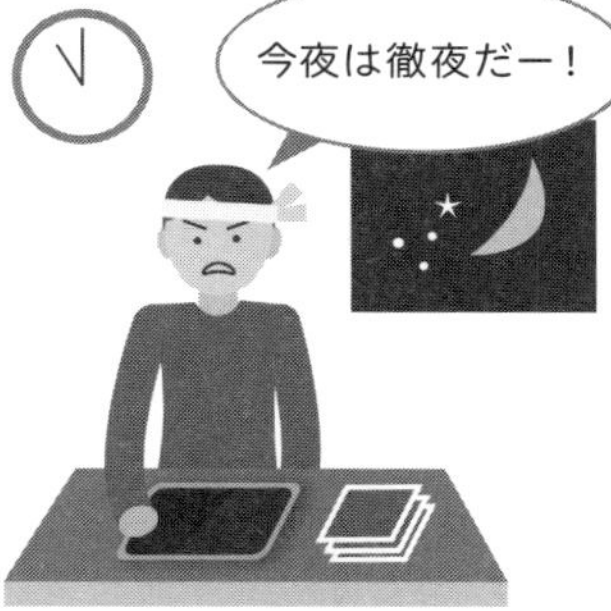

本来、人は、夕方から夜にかけて副交感神経の働きが上がり、やや副交感神経優位の状態になる

↓

徹夜をすると、副交感神経が上がるタイミングを失ってしまう

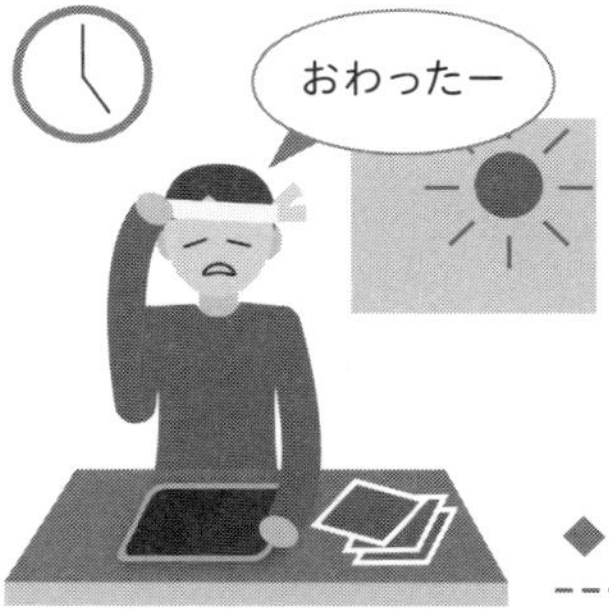

副交感神経が優位になる時間帯に交感神経を刺激し、そのまま朝になってしまうと、血管は収縮し、体は興奮状態のまま

↓

- **横になっても頭が冴えて眠れない**
- **心身のパフォーマンスも、ガクンと下がってしまう**

こる現象なのです。

ですから、とにかく夜は、副交感神経の働きを上げること、そして、それによって質のよい睡眠を十分にとることを心がけていただきたいと思います。

とくに寝る前の一時間、興奮は禁物です。どんなに好きでも、強い刺激があったり、心を大きく動かすような映画やドラマや音楽を鑑賞すること、あるいはネットサーフィンを長時間すること、あるいは長電話で愚痴などのネガティブな話をすること、さらには強い光の照明や激しい運動も禁物です。なぜなら、それらはすべて、副交感神経を下げ、交感神経を上げてしまうからです。

最近、よく言われる「睡眠障害」も、よく分析してみると、これらのことをしている人に多く見られるということがはっきりわかっています。

夜疲れた脳でやる三時間の仕事よりも、質のよい睡眠をとったあとの一時間の仕事のほうが質量ともにだんぜん優《まさ》っていると考えて、早めに切り上げる。そして、寝る前の一時間は、暗めの光のなかで、ゆっくり穏やかに明日の準備をする。

どうぞ、寝る前の一時間はぜひ、この二つを心がけていただきたいと思います。そうすれば、高価な寝具を買わずとも、みなさんの睡眠の質は必ず高まり、ゆっくりいいリズムの生活に変わっていくはずです。

ポイント
徹夜は長期的に見ると、デメリットだらけ。
質のいい睡眠を大事にする

健康に美しくなれる「究極の入浴法」

一日の終わりにお風呂に入る。つまり、入浴も、自律神経の安定には絶対に不可欠なものです。

そして、自律神経を整えるためにもっとも理想的なのは、三九～四〇度のちょっとぬるめのお湯に、十五分つかること。さらに詳しくいえば、最初の五分は首までつかり、残りの十分はみぞおちぐらいまでつかる。本当に、これが究極の入浴法です。

なぜなら、実験の結果、これほど血流がよくなり、それでいて直腸温度を上げ過ぎず、体の深部体温を三八・五～三九度という、自律神経にも体全体にももっともいい適温に保ってくれる入浴法はないからです。

そして、この入浴法を実践することで、副交感神経はスムーズに上がり、質のいい睡眠へとシフトチェンジしてくれます。また、入浴後、コップ一杯の水を飲むと、脱水症状も防げて、血液の状態もさらによくなります。

つまり、自律神経的にいえば、夜寝る前の入浴の最大の目的とは、体をきれいに清潔にすることではなく、自律神経のバランスを整え、いかに自分の体を質のいい睡眠にもっていくかということなのです。

ですから、**熱すぎるお風呂は、私としてはまったくおすすめできません。**

四二度ぐらいの熱めのお風呂が好きな方もけっこういらっしゃいますが、私からすると熱すぎます。なぜなら、そういう熱すぎるお風呂は、交感神経の働きを急激に上げ、血管を収縮させ、血液をドロドロにし、結果、高血圧や脳卒中などを引き起こしかねないからです。

お風呂も、「ゆっくり」がポイントです。

ぬるめのお湯にゆっくり、ゆったり半身浴する。

それが最高です。

ただ、あまり長すぎるお風呂も、かえって脱水状態を引き起こしてしまうので、十五分がベストです。

また、**シャワーだけというのは、本当に避けていただきたい**と思います。たとえ夏でも、シャワーだけでは深部体温を下げてしまいます。そうすると副交感神経の働きがガクンと下がるので、質のよい睡眠のためには好ましくないからです。

ポイント

ぬるめのお湯にゆっくり十五分がベスト。熱すぎや、長すぎは逆効果

目覚まし時計も「ゆっくり」セットする

「質のいい睡眠」をとるためには、「ゆっくり寝る」ということもひとつの鍵になってきます。

とはいえ、布団に入ってから睡眠に入るまでの時間をだらだらと長くとれというのではありません。あくまで「意識」として、あわててバタンと寝るのではなく、ゆっくり布団やベッドに入るようにするのです。

さらに具体的に説明しますと、「さあ寝よう」と思ってから、**目覚まし時計をセットし、灯りを消して布団に入るまでの一連の動作を、バタバタせわしなくやるのではなく、できるだけ「ゆっくり」を意識してやる、**ということです。

ちなみに私自身は、そのために、目覚まし時計を三つ用意しています。なぜ三つ用意するかといえば、ひとつには、時計が故障したり、電池が切れたときの保険です。もしもどれか一つが故障しても残りの二つ、最低でも一つは大丈夫だと安心できるからです。そのリスク管理＝安心感を得ることも、自律神経のバランスを整えてくれる大切なコツです。

また、一つではなく三つをセットするのは、当然時間がかかります。そこで、自然に呼吸も「ゆっくり」に立ち戻れます。そして、その状態で布団に横になると、スムーズに質のいい睡眠＝安眠につながってくれるというわけなのです。

逆に、目覚まし時計をパパッとあわててセットして、バタンと寝たときは、呼吸が乱れているので、寝付きも悪く、睡眠の質も下がります。これは、私自身が実験してみた結果ですので、まず間違いないことです。

この方法なら、安眠できるといわれる高価な寝具に買い替えたりということもなく、誰でも今日からすぐにできます。また、私の場合は医師という職業柄、絶対に遅刻ができませんので、念のために時計を三つ用意していますが、きちんと電池などをメンテナンスしている時計をお持ちであれば、一つでももちろん大丈夫です。
大切なのは、とにかく「ゆっくり寝る」ことを意識すること。そのためにやりやすいのが、目覚まし時計をゆっくりセットする、ということなのです。

ポイント

寝るまでの動作も意識して「ゆっくり」。ただし、睡眠までの時間をダラダラしないこと

「リラクセーション型睡眠」と「緊張型睡眠」の違い

四～五時間しか寝ていないけれど、朝起きると、意外と疲れがすっきりとれている。
逆に、けっこうな時間寝たはずなのに、朝起きると体がだるく疲れがとれていないと感じる。

私は、前者を「リラクセーション型睡眠」、後者を「緊張型睡眠」といっています。

リラクセーション型睡眠がとれると、副交感神経の働きが高まっていますので、自律神経も体も、すべてはいい方向に向かいます。寝ているとき、心も体もすーっと力が抜けて、解放されています。

一方、「緊張型睡眠」では、副交感神経がうまく機能していないので、寝ていても、血管は収縮したまま、体全体も興奮状態で、力が入ったまま、だから起きても疲れがとれていないのです。

そして、現在は、残念ながら、「緊張型睡眠」の方がとても多く、それがいわゆる「睡眠障害」につながっています。なかなか寝付けない、なんとか寝ても眠りが浅い、さらには夜中に何度も目が覚める――という状態を引き起こしているのだと思います。

そんな緊張型睡眠は、本当に自律神経の大敵です。

でも、大丈夫です。それも、寝る前のちょっとした心がけで、必ず改善できるのです。

先ほども少し述べたように、寝る前に、交感神経の働きを上げるものを避けるようにしてください。

たとえば、ひとりでの深酒をやめる。たとえば、夜の長電話をやめる。たとえば、眠る直前に観たり聴いたりするものを、できるだけ気楽に、穏やかに楽しめるものにする。さらには、照明もできるだけルクスを落とした暗めのものにする。

そうすれば、ストレス多き、つまり副交感神経の働きを下げるものがあふれている現代社会においても、みなさんは、きっと、緊張型睡眠から脱して、子供の頃のような、健やかなリラクセーション型睡眠に変われるはずです。

そして、**ゆっくりすてきな朝が迎えられる――。**

ただし、それでも夜中に何度もトイレで目が覚めるという方は、睡眠の質だけでなく、膀胱炎といった病気の可能性もあるので、一度きちんと医師に診断してもらうことをおすすめします。

ポイント

深酒、夜の長電話などをやめて「リラクセーション型睡眠」を手に入れる

「翌週のゆっくり」をつくる休日の過ごし方

「サザエさん症候群」にかかってしまった私

ここまで、「ゆっくり」を継続していくためのさまざまな生活習慣を紹介してきましたが、最後に触れておきたいのが「休日の過ごし方」です。

「休日ぐらい好きに過ごさせてよ」と思われたかもしれませんが、少しの工夫で翌週の「ゆっくり」度が大きく変わってくるので、案外重要なのです。

これについては、私自身、今でも忘れられないことがあります。

まだ私が自律神経の研究を始めたばかりの頃、私の体調は本当に最悪でした。頭痛や不整脈に悩まされることも多く、年中風邪も引いていました。

そんな日曜の夕方、テレビから流れてきた『サザエさん』のテーマ曲を聴きながら、私は、なんともいえない暗鬱な気持ちになり、体全体が重く、だるくなっていることに気づいたのです。

「え、自分はひょっとして『サザエさん症候群』になっているのか？」

「サザエさん症候群」というのは、アニメの『サザエさん』が放映される日曜日の夕方から夜にかけて、「ああ、翌日からまた仕事か」と思ったときに、心身にさまざまな不調が生じることです。私は自他ともに認める仕事人間ですから、まさか自分がそれにかかるとは思っておらず、当時はショックを受けました。

ポイント

休日の過ごし方が、翌週の「ゆっくり」度を決める

休日最終日の夜の過ごし方がポイント

実際、自分の身にそれが起こったことで、私は、もう一度、休日の過ごし方を自律神経的に見つめ直してみたのです。

そして、得た結論は、貴重な休みをさらに充実させるためには、休日の終わり方、とくに休日最終日の夜の過ごし方が非常に大事だということでした。

たとえば、休みの日に、好きなゴルフや趣味を楽しむ。あるいは、美術館に行ったり、旅行を楽しんだりする。そういうふうに、どんなことでもいいので、休日に何かひとつテーマ＝目的をつくることは、自律神経のバランスも高めますし、人生の充実のためにも非常に有効です。

けれども、**翌日からの一週間をさらに充実させるためには、休日最終日の夜の過ごし方がポイント**なのです。

夏休みの最終日もそうですが、休みが終わりに近づくと、誰しも多少は「ああ、明日からまた会社だ、仕事（学校）だ……」と思うものです。そんなとき、「まだ休みは少しある。いまは仕事（学校）のことを考えるのはやめよう」と思っても、やはりどこかで気になってしまうもの。

そこで私は、休日最終日の夜はあえて明日からの一週間の準備をすることをおすすめしたいのです。

べつに難しいことをする必要はありません。手帳を見ながら、翌日からの一週間の予定をチェックする。それから翌日の服装と持ち物を準備し、できれば軽いストレッチをして体をほぐす。これだけでいいのです。時間もそれほどかからないでしょう。

休日最終日の夜の過ごし方

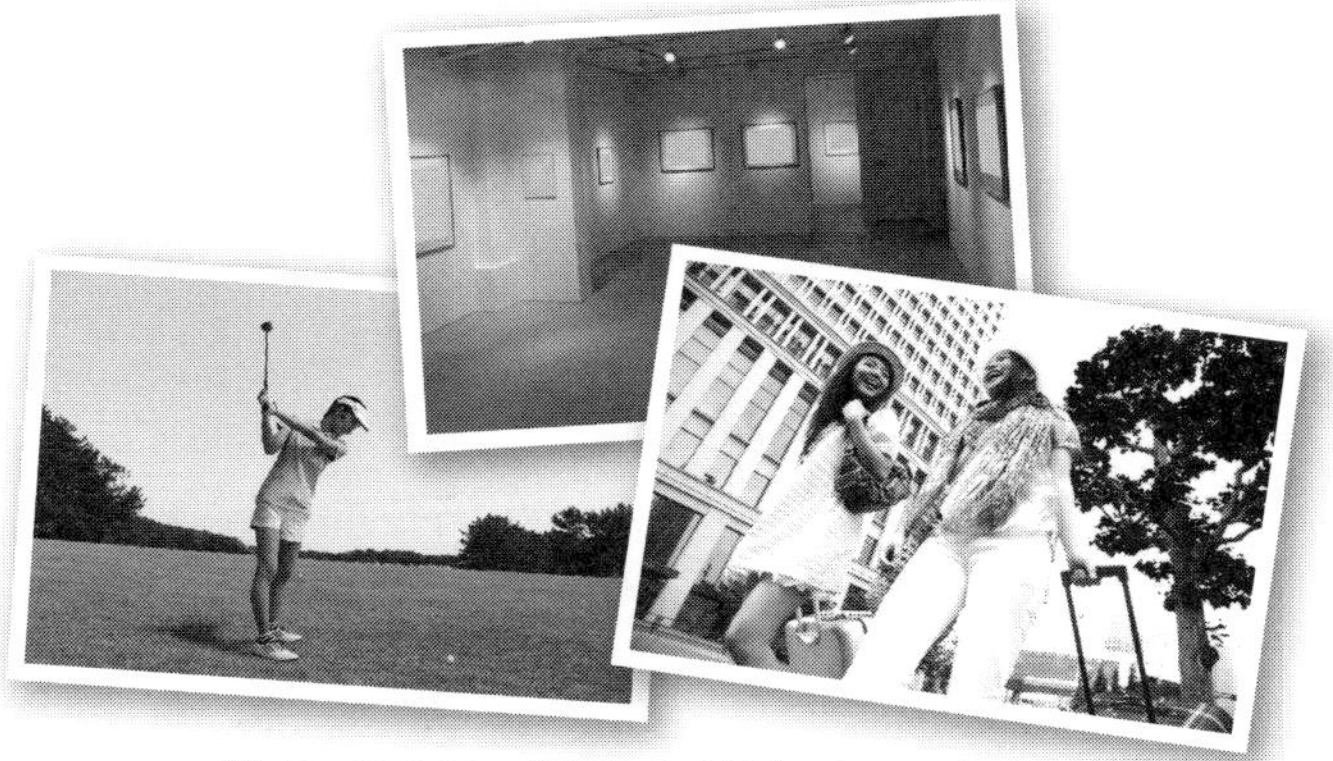

休みの日に趣味を楽しむことは、
自律神経のバランスを高める

↓ さらに

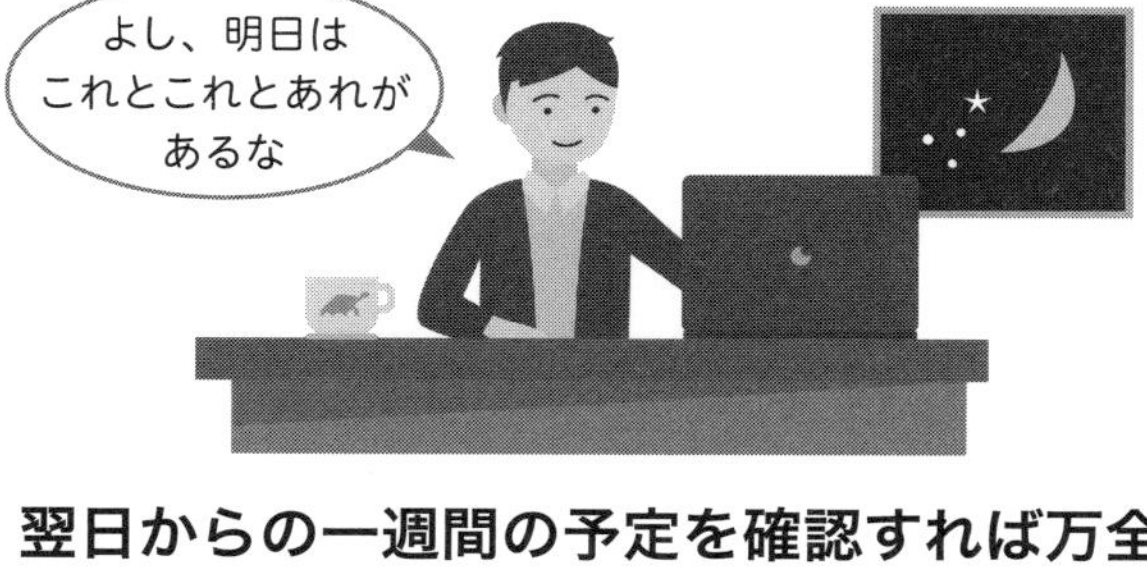

翌日からの一週間の予定を確認すれば万全

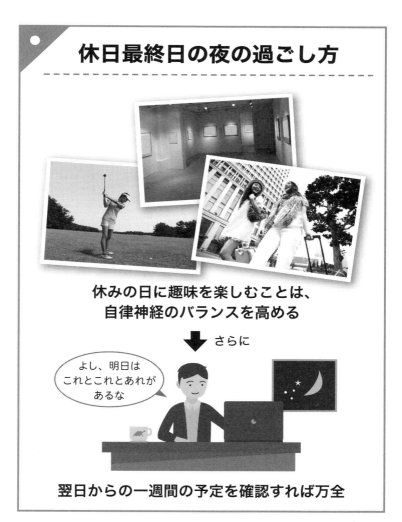

けれども、こうすると心に余裕が生まれます。

「私は、こんなに準備万端だし、余裕がある」

その意識が自律神経のバランスを整え、休み明けの朝、気持ちよくその一週間のスタートを切ることができるはずです。

ポイント

休日最終日の夜に翌日からの一週間の予定をチェック！
それだけで休み明けに気持ちよくスタートを切れる。

第5章

「ゆっくり」は自分も周りも幸せにする

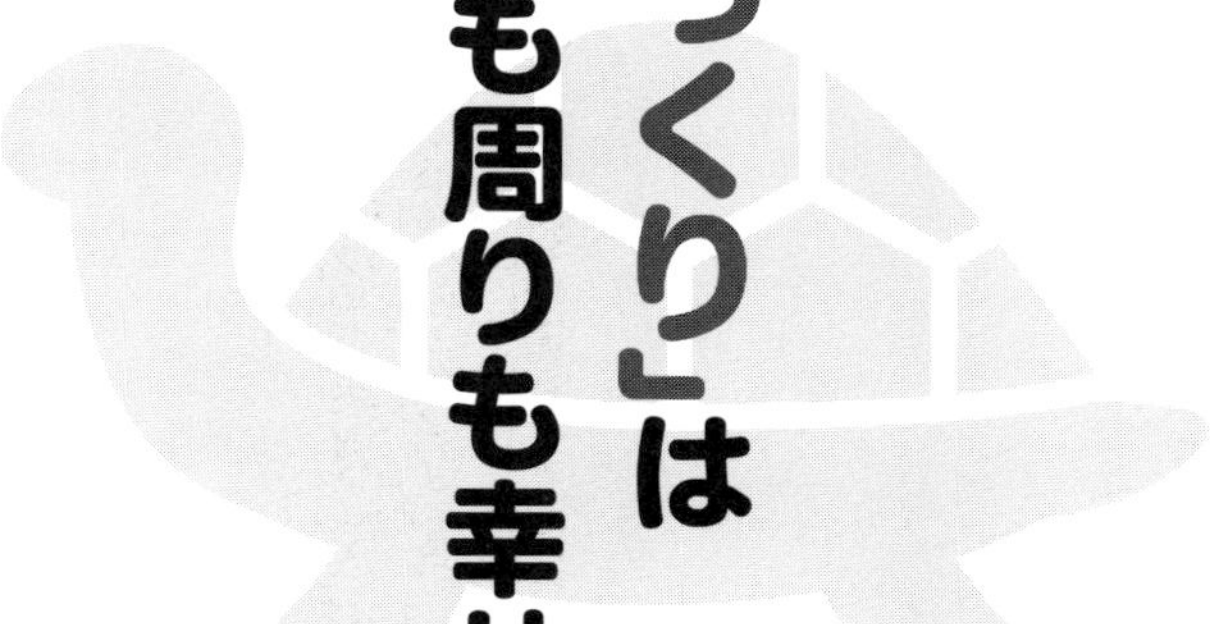

自律神経のバランスの良し悪しは周りに伝染する

職場でひとりがピリピリし始めると、そのピリピリがほかのメンバーにも伝染し、職場全体の雰囲気が悪くなってしまう。

あるいは、重要なチームプレゼンでひとりが何か失敗して動揺し始めると、それにつられてほかの発表者もどんどん動揺してしまい、結局そのプレゼン全体が悪い結果に終わってしまう……。

こうしたことは、みなさんもきっとご経験があると思います。

同様に、自律神経のバランスの良し悪しというのも、確実に周りに伝染するものなのです。

野球やラグビーなど、チームプレーのスポーツでは、ひとりの自律神経の乱れがチーム全体に伝染してしまい、結果的に「負けるはずのない試合で負けた」ということがよく起こります。

たとえば野球で、ピッチャーが暴投をして失点をしてしまったとします。そういうミス自体は仕方がないとして、それでピッチャーが動揺してしまうと、呼吸がせかせかと浅くなり、自律神経のバランスも乱れます。

すると、その動揺やバタバタがチーム全体に伝染して、ほかのメンバーの自律神経も乱れ、どんどん悪い流れにはまっていく……。こうなると、もうダメです。まさかというようなところで、次々とほかの選手まで大ポカをしてしまい、その結果、負けるはずのない試合を落としてしまう。

このケースはまさに、自律神経の乱れが伝染してミスがミスを呼んだ、ということなのです。

ポイント

自律神経の乱れは、自分だけの問題ではない！　確実に周りに伝染する

「江夏の二十一球」も、自律神経の安定が鍵だった

そうした一方で、「自律神経のバランスが非常にいい選手＝ゆっくり落ち着いている選手」がチームにひとり加わるだけで、そのペースがいい意味でほかのメンバーにも伝染してバタバタしなくなり、チーム全体の力が引き出される、ということもあります。

スポーツ解説でよく「悪い流れを断ち切ることが大切」という言葉が出てきますが、**「悪い流れを断ち切れる＝バタバタとした周りを落ち着かせられる＝ほかのメンバーの乱れた自律神経をひとりで安定させられる」**選手というのはそうそういませんので、きわめて貴重です。

わかりやすい例としては、野球のリリーフエースが挙げられるでしょう。前のピッチャーがつくったピンチを受けてマウンドに上がるとき、超一流のリリーフピッチャーほど落ち着いてマウンドに上がるものです。そして、ゆっくりと投球練習を始めると、それだけで周りの雰囲気が落ち着いたものに変わってくる。そして結果的には、絶体絶命のピンチでもおさえてしまうのです。

全盛期の佐々木主浩《かづひろ》投手なども、まさにこの典型だったと思います。

リリーフということでいえば、「江夏の二十一球」も自律神経のバランスという観点から見ると、とても興味深い事例です。

「江夏の二十一球」とは、一九七九年の日本シリーズ第七戦の九回裏に、当時広島東洋カープのリリーフエースだった江夏豊投手が投じた二十一球のことです。九回裏が始まった時点でスコアは四対三と広島がリードしていましたが、江夏投手はノーアウト満塁、逆転サヨナラ負けの大ピンチを招いてしまいます。

しかし、江夏投手は自ら招いたその悪い流れを見事に断ち切り、後続のバッターを打ち取って絶体絶命のピンチを〇点でおさえました。そして、ついにチームを球団史上初の日本一に導いたのでした。

江夏投手が冷静さを取り戻したのは、当時一塁を守っていた衣笠祥雄《さちお》選手がかけたひと言、あたたかい激励の言葉も大きく影響していたといいます。つまり、衣笠選手もやはり、ピンチの中にあっても自律神経が安定していて、それが江夏投手に伝染し、一瞬で呼吸を元に戻し、頭を冷静にさせ、ついにはその力を最大限引き出す助けになった——。というように、あの伝説の名勝負の陰にも、やっぱり、一瞬のゆっくり、自律神経の安定というポイント＝鍵があったのだと思うのです。

もちろん、江夏投手のすばらしいピッチングは彼の卓越した精神力と実力があったからこそ成し得たものですが、自律神経の安定ということでいえば、衣笠選手のひと言も、「悪い流れを断ち切った」超ファインプレーだと、私は思っています。

ポイント

自律神経のバランスが取れている人は、周りにもよい影響を与える貴重な存在

↙名医が手術室に入ると、それだけで場の空気が落ち着く

外科の手術でも、ひとりの名医の自律神経のバランスのよさが周りに伝染し、難しい手術が成功する、ということがよくあります。

まさに一刻を争うというような緊急手術の場合、どうしてもその場にいるメンバーは焦ってしまうもの。しかしそんなときでも、名医といわれる人が手術室に入ってくると、それだけでみんなが一瞬のうちに落ち着いてしまいます。つまり、その人を見ただけで、そこにいる人たちの呼吸が自然とゆっくりになり、自律神経のバランスが一気に回復してしまうのです。

それは、その医師の過去の実績からくる「この人だったら必ずどうにかしてくれる」という安心感もありますが、その立ち居振る舞いすべてが、ゆったりと落ち着いていることも大きいと思います。

百戦錬磨の名医はわかっているのです。**「そこで自分がバタバタしたら、余計みんなが動揺して手術がうまくいかなくなる」**ということを。ですから、数々の修羅場をくぐってきた外科医ほど、手術室に入るその前から「まずはいかにその場を落ち着か

せるか」ということを考えて動いているのです。

そして、一瞬で、みんなの自律神経のバランスを回復させて、そこからはもう完璧に自分のペースをつくり出します。もっといえば、みんなの力を引き出して、みんなを自分の世界まで引き上げるのです。

たとえば、順天堂大学病院の心臓外科医である天野篤教授なども、それができる最たる人のひとりです。天野教授は、いつでもどんなときでも自分のペースをつくり出せる、天才的な人です。天野教授ぐらいのレベルになってくると、おそらくどんなときでも常に究極の自分のコンディショニング＝いかに自律神経を高いレベルで安定させるかということがわかっているので、周りの悪い状況にも影響を受けないのです。ですから、プレッシャーがかかる状況でも普通に力を発揮できるのです。

もちろん、それができるのは、日頃からの人並外れた努力と研究、それによって磨かれた卓越した知識と技術があってこそで、誰もが一朝一夕に、天野教授のような真似ができるものではありません。

でも、どんなときでも、一瞬、「ゆっくり」を意識することなら、誰でも今からすぐにできるはずです。そして、それを続けていくことで、いつかは、どんなときでも周りをほっと落ち着かせ、周りの力を引き出す人になれる——。私は、そう確信しています。

ポイント

意識するだけなら、誰でも今すぐ始められる

「医者の笑顔」は患者にとって最高のクスリ

日々患者さんと接していて、「医者が笑顔でいる、つまり自律神経のバランスが整っているほど、患者さんの治りが早くなる」ということを感じます。

「病気を治すのが仕事なのだから、表情や口調なんて気にしなくてもいい」という医師もいますが、それは間違いです。

人の体は本当に繊細で敏感なものです。笑顔で接すれば相手も笑顔になり、暗い表情で接すれば相手も不安になります。そして、医師がイライラと自律神経のバランス

が乱れた状態で接すれば、患者さんの自律神経のバランスも一瞬で乱れてしまうのです。

ですから今、私は医師として、どんなときもまずは自分の自律神経のバランスを整えて、患者さんに接することを肝に銘じています。

深刻な顔をして診察室に入ってくる患者さん、不安や恐怖で自律神経のバランスが乱れてしまった患者さんの自律神経をまず元に戻してさしあげる。そうして、最善の手を尽くして、笑顔になって帰っていただく。私はそれが、医師としての最低限の務めだと信じるからです。

実際、軽い症状の患者さんであれば、こちらが笑顔で接し、ゆっくり不安を取り除く口調でお話しするだけで、自律神経のバランスが整い、見違えるようによくなっていかれます。

先生と会うだけで、なんだか元気になった気がする、健康になった気がする――。

私は、医師としてもひとりの人間としても、そんな人でありたいと思っています。

自律神経のバランスが安定した人がいると、その場の空気が一気に落ち着くということでいえば、私の病院の看護師さんたちもその好例だと思います。

患者さんというのは、先ほど述べたように、基本的に不安や恐怖で自律神経のバランスが乱れているものです。そのうえ、患者さんがたくさんいらして混みだすと、医師のほうもどうしてもイライラ、バタバタしてしまい、その場の空気がかなりピリピリとしたものになってしまいます。

そんなときでも、彼女たちがゆっくりのんびりとした口調で「○○さん、大丈夫ですよ～」「がんばってくださいね～」などと言うと、本当にその場の空気が、一瞬でほっとする落ち着いたものに変わるのです。

私自身も、そんな彼女たちの声を聞いて、「ああ、焦っちゃいけないな」と、自分の気持ちをぱっといいほうにシフトチェンジできたことが多々あります。

どんなときでも、穏やかで、笑顔を忘れない。つまり、彼女たちは自律神経のバランスが非常に安定しているのです。

そういう人が職場にひとりいるのといないのとでは、その職場の雰囲気はもちろん、職場全体の生産性やパフォーマンスも大きく違ってきます。

彼女たちの働きを見るにつけ、「自律神経の安定した人は、本当に自分だけでなく、周りまで幸せにする」ということを、再確認させせられるのです。

ポイント

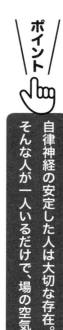

自律神経の安定した人は大切な存在。そんな人が一人いるだけで、場の空気は一気に落ち着く

お母さんが落ち着くと、子供も落ち着く

家庭の中で言えば、お母さんが、「ゆっくり」を意識して、自律神経を安定させると、それが子供にも確実に伝染して、子供も落ち着きます。

逆に、お母さんの自律神経のバランスが乱れてバタバタしていると、子供も不安になり、具合が悪くなってしまいます。

わかりやすい例で言えば、こんなこともよくあります。

私が病院で診察をしているとき、「原因はよくわからないんだけれども、子供の体調が悪いんです」と、子供をつれたお母さんが来られる。けれども、よく見ると、お母さんのほうが不安で、動揺して、バタバタした動きになっている。つまり、子供の体調がおかしくなっていたのは、お母さんの不安＝自律神経のバランスの乱れが伝染していたからなのです。

ですから、そんなときは、お母さんにこそ不安をなくす言葉をかけて、お母さんの自律神経を安定させるようにもっていってあげる。それだけで、子供の具合もよくなってしまいます。本当に、これはよくあることです。

ポイント
お母さんの自律神経のバランスの乱れが、子供の不調の原因になる

親が子供に「早く早く」と言うのは逆効果

小さい子供がいると、よくないとは思いつつも、ついつい「早く、早く」という言葉が口癖のようになってしまう——。そういうお母さん方のお悩みもよく耳にします。

じつは多くの場合、**「早く、早く」と言われている子供のほうは、もうすでに十分焦っているのです**。でも、おそらく自律神経のバランスが乱れているせいで自分の力を発揮できず、早く動きたくても動けない。そんな状態のところに、さらに「早く、早く」

「早く早く」は逆効果

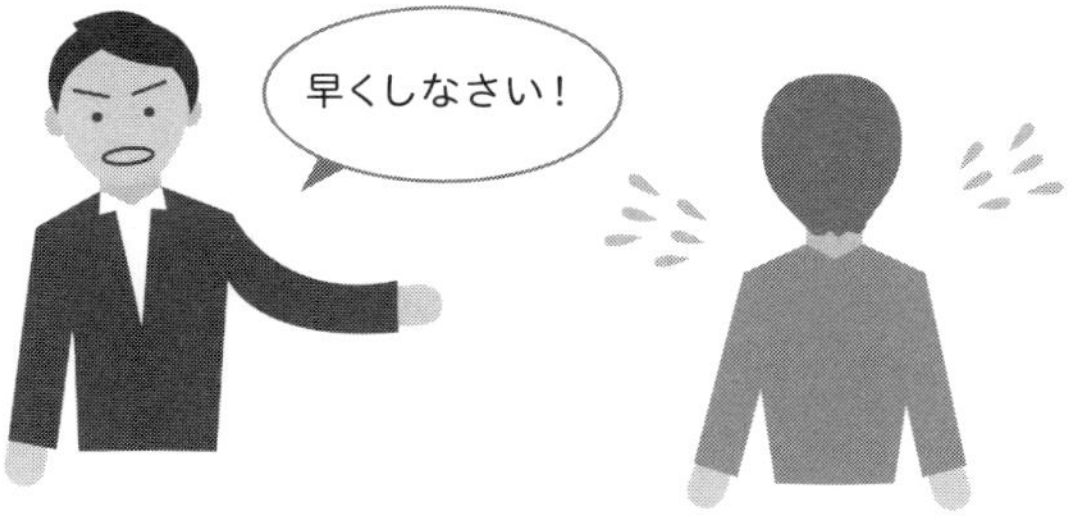

◆ もうすでに十分焦っている状態

↓

◆ 自律神経のバランスが乱れていて、
自分の力を発揮できない

↓

◆ 「早く」と急かされて、さらに焦る

イギリスでは「ハリーアップ」と同時に、「自分のペースを大事にね」「あわてないでゆっくり」と言うことも多い

と急かされたらどうなるかは自明でしょう。

もちろん、どうしても「早く」と言わなければいけないこともあると思います。けれどもそんなときも、一瞬、「ゆっくり」を意識して、落ち着いて「早くしなさい」というだけで、子供の自律神経に与える影響は大きく変わってきます。

イギリスでは、子供に「ハリー・アップ（Hurry up! ＝急いで！）」とも言いますが、それと同時に「テイク・ユア・タイム（Take your time. ＝自分のペースを大事にね）」「ドント・ラッシュ（Don't rush. ＝あわてないでゆっくり）」と言うことも多いのです。

つまり、「急いで」と言った後に、「でも、自分のペースでゆっくりね」と付け足すことで、そこで焦って乱れてしまった子供の自律神経のバランスを安定させているわけです。

いつも「早く、早く」と急かしてばかりいるのは、子供の能力を引き出すためには往々にして逆効果になります。ですから、小さなお子さんがいる方はぜひ、それを心のどこかにとめて、「ゆっくり」を意識していただくことを、私はおすすめしたいのです。

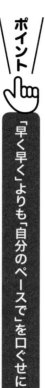

ポイント

「早く早く」よりも「自分のペースで」を口ぐせに

「テイク・ユア・タイム」と「ドント・ラッシュ」

「テイク・ユア・タイム」と「ドント・ラッシュ」は、じつは私がイギリス留学時代の恩師たちからよくかけてもらっていた言葉です。

とにかく一日でも早く、イギリスでの仕事に慣れなければならない、そんなふうに思い詰めて、つねにバタバタ焦っていた私に、恩師たちは、それこそ、ゆっくり、穏やかな口調で、「テイク・ユア・タイム」「ドント・ラッシュ」というふたつの言葉を、ことあるごとにかけてくれたのです。

そうすると、「早く、早く」と焦っていた気持ちが、一瞬でほっとする――。それはまさに、プレッシャーとストレスでギリギリまで追い詰められていた当時の私を救ってくれた魔法の言葉でした。私が、眠る時間もないほどの激務を乗り越え、無事に五年間のイギリス留学を終えることができたのも、そのふたつの言葉があったからこそだと思います。

自律神経を研究するようになって、このふたつの言葉がいかに人の自律神経のバランスを安定させる金言であるかということがわかりました。

そして今、仕事の遅い部下や学生たちに、つい「早く、早く!」と言いそうになるとき、恩師たちのあの穏やかな口調を思い出し、反省するのです。

ポイント

余裕のない人にほど、「あわてないでゆっくり」の言葉がけは効果的

怒ることは、デメリットしかない

第2章でも述べたように、今でこそ、部下や学生たちにも、「テイク・ユア・タイム」「ドント・ラッシュ」というスタンスで接することを心がけるようになりましたが、昔の私は超せっかちで、すぐ怒る人間でした。

ただ怒るだけではありません。二つぐらい先の部屋まで聞こえるぐらいの大声で、怒鳴り散らしていました。

けれども、イギリス留学で偉大な恩師たちと出会い、それから自律神経の研究を始めるようになって、遅ればせながら、「そんなふうに怒っても何の意味もない」ということに気がついたのです。

当然ですが、怒るということは相手に強い不快感を与えます。それでも相手が変わってくれればまだいいのですが、怒られた相手は身構えて話が頭に入っていかなくなるので、怒ってもたいてい何も変わりません。よく「相手のためを思って怒っているんだ」という人がいますが、**相手のためになっていない**ことがほとんどです。

しかも、怒ると、自律神経のバランスが非常に乱れますから、相手のみならず、自分もそうとう不快な思いをすることになります。

すごく天気のいい気持ちのいい日に、朝から怒って怒鳴り散らす。そうすると、たぶん、その日一日の半分は無駄になります。いったん乱れた自律神経は尾を引きますから、せっかくのいい天気を味わうこともできなくなるのです。

怒ることは本当に、何の得にもなりません。自分にも周りにもデメリットしかないのです。

ポイント

怒鳴ることは、相手にとっても自分にとってもデメリットしかない

カチンときたときほど、ゆっくり話す

怒っても、誰も幸せにならない。誰よりも、自分がいちばん損をする。

でも、そうは言っても、ついカチンときて、怒鳴ってしまうのが人間です。

ですから私は、怒りそうになったときほど、特に意識して、ゆっくり、丁寧な言葉で話すようにしています。

たとえば、こちらの都合を考えずに、自分のペースだけで、ばーっと言いたいことを言い、仕事をふってくる人がいたとします。あるいは、いくら丁寧に頼んでも、それをまったく聞いておらず、抜けだらけの仕事をあげてくる人がいたとします。

私も人間ですから内心ではやはりカチンときますが、そういうときほど、あえていつも以上にゆっくり、やさしい言葉で話すようにするのです。

すると、自分の自律神経も安定しますし、その場の雰囲気もよくなります。しかも、怒鳴るよりも、よほどスムーズに相手にも自分のミスを自覚してもらえるのです。

今思えば、イギリス時代の恩師たちも、怒鳴ることはいっさいありませんでした。何か注意をしなければいけないときも、人前では決してやりません。必ず、自分の部屋に呼んで、そして、いつもと同じ、穏やかな口調で、ゆっくり諭すように注意を与

えてくれました。

その姿は、「テイク・ユア・タイム」「ドント・ラッシュ」という言葉とともに、今でも私のかけがえのない、人生の指標となってくれています。

最後に、あなたが「ゆっくり」を実践すれば、あなたの周りは驚くほど変わります。

まずあなたが実践し、あなたの周りから「ゆっくり」の波を広げていってください。

そうすれば、**あなたもあなたの周りも今よりずっと幸せになれる**はずです。

ポイント

カチンときたときこそ、ゆっくり、丁寧な言葉遣いをする

おわりに ――「ゆっくり革命」で日本を元気に！――

今、本書を終えるにあたって、私がまず思うことは、「もしも十代、二十代の若いときに、本書で紹介したようなことをきちんと教えてくれる道先案内人のような人に出会っていたら、私の人生はもっと失敗のない、よいものに変わっていただろう」ということです。

もちろん、失敗が人生の糧《かて》になることもあります。

けれども、それによって立ち直れないほどのダメージを受けてしまうことだってあるのです。

私自身、これまで本当に失敗の連続の人生でしたから、失敗によるダメージがどんなにつらいかということを骨身にしみて知っています。

だからこそ、読者のみなさんには、無用な失敗はできるだけ避けていただきたいと、切に願っているのです。

これまで、医師というのは、野球でいえばリリーフピッチャーのようなものでした。人が何かケガをしたり、病気になったりしたとき、つまりピンチになったときに初めて登場し、治療にとりかかるという役回りです。

でも、本来の医師の役目はそれだけではない、と私は思うのです。

糖尿病予備軍の方に「甘いものを控えれば糖尿病になるリスクを軽減できますよ」とアドバイスするのと同じように、普通の健康な方に「こういうことを心がければ、心も体も健やかな人生を送れますよ」と医学的観点から助言するのも、医師が本来果たすべき務めだと思うのです。

また、多くの方が今、「なんとなく自分本来の調子が出ない」「なんとなくやる気が出ない」といった悩みを抱えています。病院に行ってもこうした悩みに病名はつきませんが、それぞれの方にとっては病気と同じくらい、いやそれ以上に苦しいものでしょう。

われわれ医師は、こうした「病名のない病気」に対しても、今後は実践可能な解決策を示していけるようにならなくてはいけない、と私は考えています。

たとえば、「医学的に言えば、その不調はこういうことが原因で起こっています。ですから、ここをちょっとこう変えれば不調を改善できますし、自分本来の能力をもっと発揮できるようになりますよ」といった具合にです。

では、現時点で私自身がみなさんにお伝えできる、「最良かつ実践可能な解決策」とは何か。自律神経の研究を通し、「これならば効果がある」と確信をもってみなさんにおすすめできることは何か――。

そう考えたときに真っ先に頭に浮かんだのが、本書のテーマである「ゆっくり」ということだったのです。

本書の中では、これまで私が「ゆっくり」の真価に気づくことになったきっかけ、とくにイギリス留学時代の経験について、いろいろと述べさせていただきました。読者のみなさんはもしかすると、「日本のほうが断然バタバタしている」と思われたのではないでしょうか。

私自身も、イギリスに留学していたときはこう考えていました。

「物質的な豊かさは日本のほうがすでに上かもしれないけれど、人々の生活はこちらが豊かだ。その最大の要因は、多くのイギリス人が人を押しのけるとではなく、お先にどうぞという『アフター・ユー（After you.）』の精神を持っているの

けれども、もともと日本は世界に冠たる「ゆっくり文化」の国なのです。それは茶道や華道、能といった伝統文化を見れば明らかでしょう（六八ページ参照）。しかも、それは現代でも脈々と私たちの中に受け継がれているはずなのです。

太平洋戦争に敗れた日本は戦後、荒廃した国土を見事に復興させ、経済大国となりました。その過程では世の中全体が「とてものんびり、ゆっくりなんかしていられない」という雰囲気だったのも無理ありません。

しかし、自律神経のバランスの乱れたバタバタした人だけだったら、日本のここまでの発展はなかったはずです。世の中全体はバタバタしていても、地域や企業であれば長老やご隠居、家庭の中でいえば肝っ玉母さんというように、「ゆっくり落ち着いた人」が表舞台で活躍する人たちの自律神経のバランスを陰で支えていたからこそ、日本はここまで発展できたのだと思います。

私に「ゆっくり」の真価を教えてくれた、イギリスの恩師のような人たちが、かつ

ての日本にはきっと大勢いらしたはずなのです。

今の日本、とくに東日本大震災以降の日本は、残念ながら「バタバタ」という言葉がぴったりな状況です。政治家だけでなく、誰もが「ゆっくり」の真価を見失い、忘れてしまっています。

しかし、私たちのＤＮＡには「ゆっくり文化」がうめこまれています。ですから、ちょっと「意識」すれば、本来のよさをすぐに取り戻すことができるのです。

さまざまな動作を「ゆっくり」行うことほど、心身の健康にとって確実に効果が上がる方法はない――。自律神経の研究を重ねれば重ねるほど、私はそう確信しています。しかも、これを始めるにあたって、お金はいっさいかかりません。誰もが今日から「意識」ひとつですぐに始められるのです。

日本全体が苦境にあえぐいま、ひとりでも多くの方にぜひ「ゆっくり」を実践していただきたい。そうすればきっと、この国は心身ともに健康な国に生まれ変わります。そのとき日本は、世界中から尊敬されるようなすばらしい形で復興できる。本書にこめた私の願いは、まさに「ゆっくり革命で、日本を元気に！」なのです。

小林弘幸

著者紹介

小林弘幸（こばやし　ひろゆき）

順天堂大学医学部教授。

日本体育協会公認スポーツドクター。

1960年、埼玉県生まれ。1987年、順天堂大学医学部卒業。1992年、同大学大学院医学研究科博士課程を修了後、ロンドン大学付属英国王立病院外科、トリニティ大学付属医学研究センター、アイルランド国立病院外科での勤務を経て、2006年より現職。

20年以上に及ぶ、外科・移植外科、免疫、臓器、神経、水、スポーツ飲料に関する研究を経て、近年は交感神経と副交感神経について研究。また現在、自律神経研究の第一人者として、数多くのプロスポーツ選手、アーティスト、文化人へのコンディショニング、パフォーマンス向上指導にも携わっている。

著書に、『なぜ、「これ」は健康にいいのか？』(サンマーク出版)、『「これ」だけ意識すればきれいになる。』(幻冬舎)、『便活ダイエット』（ワニブックス）などがある。『たけしの健康エンターテインメント！みんなの家庭の医学』（テレビ朝日系)、『教科書にのせたい！』（ＴＢＳ系）をはじめ、数多くの健康番組にも出演している。

※本書は、2012 年 11 月刊『「ゆっくり動く」と人生が変わる』（ＰＨＰ文庫）を改題し、加筆・修正を加え再編集したものです。

「ゆっくり動く」と人生がすべてうまくいく
副交感神経アップで体の不調、ストレスが消える！

2016年5月6日　第1版第1刷発行
2020年3月3日　第1版第3刷発行

著　者　小林弘幸
発行者　後藤淳一
発行所　株式会社ＰＨＰ研究所
東京本部　〒135-8137　江東区豊洲5-6-52
ビジネス出版部　☎03-3520-9619（編集）
普及部　☎03-3520-9630（販売）
京都本部　〒601-8411　京都市南区西九条北ノ内町11
PHP INTERFACE　https://www.php.co.jp/

組　版　株式会社ワード
印刷所　株式会社精興社
製本所　株式会社大進堂

ISBN978-4-569-83024-7